CALLAN PINCKNEY

CALLANETICS

SCHNELLKURS FÜR DIE BEINE

Mosaik

Titel der Originalausgabe: Quick Callanetics Legs
Originalverlag: Vermilion, London
Übersetzung der deutschen Ausgabe: Ursula Fischer
Umschlaggestaltung: Petra Dorkenwald

Der Mosaik Verlag ist ein Unternehmen der Verlagsgruppe Bertelsmann

Satz: Susanne Aßmann, München
Druck und Bindung: Ebner Ulm
Printed in Germany
ISBN 3-576-10259-0

WARNUNG

Jedes Übungsprogramm ist mit Risiken behaftet, und bevor man eines beginnt, sollte man den Rat eines Arztes einholen. Dieses Programm ist für Menschen von gesunder Verfassung gemacht.

FÜR SCHWANGERE

In den ersten drei Monaten der Schwangerschaft darf eine Frau keine Übungen ausführen, bei denen auch die Bauchmuskeln eingesetzt werden. Während des zweiten und dritten Trimesters erst, wenn Ihre Ärztin oder Ihr Arzt sie zuvor selbst ausprobiert hat, um die Tiefenwirkung der Kontraktionen zu prüfen.

Es genügt nicht, dem Arzt das Buch zu zeigen. Die Übungen sehen sehr leicht aus, doch der Schein trügt in diesem Fall.

Inhalt

EINFÜHRUNG

Willkommen bei Callanetics Schnellkurs für die Beine! Ob Sie nun schon ein Callanetics-Programm nach einem Buch oder einer Videokassette durchführen – oder ob Sie Callanetics zum erstenmal begegnen: Dieses Buch garantiert Ihnen sichere, schnelle und wirkungsvolle Ergebnisse, wenn Sie es genau befolgen. Millionen Leser haben bei den Übungen des Grundprogramms in meinem ersten Buch bereits entdeckt, daß Callanetics ein sicherer und rascher Weg ist, um die Figur zu verbessern und den straffen, attraktiven Körper zu bekommen, von dem wir alle träumen. Leser, die dieses Programm beherrschen, sind zu den *SuperCallanetics* übergegangen. In *Callanetics Countdown*, das im Frühjahr 1993 in Deutschland erscheinen wird, wird ein kürzeres Programm vorgestellt für diejenigen, die einen dicht gefüllten Terminkalender haben und einen allmählichen Einstieg in das grundlegende Einstundenprogramm Callanetics suchen. Die Programme haben internationale Anerkennung erfahren, und die Bücher sind inzwischen in vielen Ländern rund um die Welt erschienen.

Der riesige Erfolg des ersten Buchs über Callanetics hat auch zu einer Nachfrage nach Videos geführt: In Deutschland erschienen das *Callanetics Start-*, das *Erfolgs-* und das *Intensivprogramm* und dann *SuperCallanetics*. Nun gibt es eine neue Folge *Callanetics Schnellkurs* mit drei 20-Minuten-Bändern für die *Beine*, den *Bauch* und *Hüfte und Po*. Dieses Buch enthält alle Übungen des Videos *Callanetics Schnellkurs für die Beine* – und einige mehr.

Wir alle haben ähnliche Probleme, und unser Ziel ist ein kraftvoller, straffer und formvollendeter Körper; doch unsere Körpergestalt unterscheidet sich auch auf vielfältige Weise. Man hat spezielle Probleme in einem bestimmten Bereich und fast keine in einem anderen. Manche unter uns haben besondere Probleme mit den Beinen oder den Oberschenkeln – oder mit beiden. Speziell die Innenschenkel sind schwer wieder in Form zu bringen. Oftmals gelingt es zwar, die Schenkel vorn wieder zu straffen – aber die Innenseite schaut danach schwammiger und wabbeliger aus als zuvor. Der Grund liegt darin, daß viele Übungen für diese Körperpartie unvollständig sind. Darum gehört zu den Callanetics Schnellkursen der überaus wichtige Schenkeldruck innen, der die Muskelkontraktion ergänzt und die Straffung der Beine vervollständigt.

Durch eine kombinierte Folge von Streckungen und Kontraktionen verhilft Ihnen das Callanetics-Schnellkurs-Programm zu den langen, schlanken Beinen, die wir alle bewundern; dabei ist gegen schädliche Auswirkungen auf Knie, Hüfte und Fesseln Vorsorge getroffen. Dennoch muß ich jedem, der irgendwann Probleme mit den Knien hatte, dringend empfehlen, vor diesem Training den Rat eines Arztes einzuholen. Üben Sie also, so gut Sie können – aber zwingen Sie Ihre Beine nicht zu Streckungen, die sie überfordern. Ihre Muskeln werden sich wunderbar strecken, wenn sie dazu bereit sind – aber nicht, wenn Sie es forcieren. Verletzungen könnten die Folge sein. Zwingen Sie das Bein nicht höher, als es kann, und bewegen Sie den Körper niemals ruckartig. Ärgern Sie sich nicht, wenn Sie sich anfangs wie der Teufel an die Stütze klammern. Wenn Sie kräftiger werden, gibt sich das. Es sind langsame, sanfte Streckungen; sie dehnen die Muskeln, ohne daß sie an Umfang zunehmen, und verleihen Ihren Oberschenkeln ein wohlgeformtes, straffes und schlankes Aussehen.

Wenn Sie an Beinen und Schenkeln arbeiten, tun Sie das für die perfekte Beinform. Bei einer Frau sollten sich die Beine an vier Stellen so eng berühren, daß man eine Münze dazwischen festhalten kann: an den Innenschenkeln, den Knien, den Waden und den Fußgelenken. Die meisten von uns können diese Perfektion erreichen.

Entstehung der Callanetics

Ich bin im tiefen Süden der Vereinigten Staaten aufgewachsen, genau gesagt in Georgia, und stamme aus einer alten Familie, den Pinckneys, zu deren Vorfahren der erste Viscount of Surrey zählt. Sie fochten schon mit Wilhelm dem Eroberer bei der normannischen Invasion Englands 1066 in Hastings. Das Leben in alten Traditionen fand ich beengend, aber der Kampfgeist der Pinckneys imponierte mir. Und ich hatte von Anfang an zu kämpfen, denn ich wurde mit einer Rückgratverkrümmung (Skoliose) geboren und mußte sieben Jahre lang Beinschienen tragen, um meine Klumpfüße zu korrigieren. Erst zwölf Jahre Ballettschule haben diese Fehlstellung behoben.

Nach zwei Jahren am College entschied ich mich, etwas über die Welt zu erfahren. Ich ging zuerst nach Europa und machte mich dann auf, Afrika, Asien und zuletzt den Fernen Osten zu erkunden. Meinen Unterhalt bestritt ich durch schwere körperliche Arbeit, und während langer Fußmärsche schleppte ich noch einen Rucksack mit mir herum, dessen Gewicht mein eigenes überstieg. Mit 1,55 Metern Größe bin ich immer eine ziemlich zierliche Person gewesen. Eine ungesunde Ernährungsweise – zum Beispiel nahrhafte Kekse und vierzig Tassen reichlich gezuckerter Tee täglich in England – brachten mein Gewicht auf 58 Kilogramm. Ich entwickelte das Speckpolster mittlerer Jahre. Später sank mein Gewicht infolge einer Amöbenruhr, die ich mir während meiner Reisen geholt hatte, auf 35 Kilo. Ich büßte jeglichen Muskeltonus ein, strapazierte Rücken und Knie, und mein Hintern sackte breit herab, meine Oberschenkel sahen aus wie Satteltaschen.

Als ich nach elf Jahren in die Vereinigten Staaten zurückkehrte, war ich körperlich am Ende. Schon früher hatten mich Ärzte darauf hingewiesen, daß ich den Rest meines Lebens im Rollstuhl verbringen müßte, wenn ich Rücken und Knie nicht operieren ließe. So weit wollte ich es keinesfalls kommen lassen – aber der Gedanke an Operationsnarben war mir unerträglich. Über ein Jahr konnte ich das Bett kaum verlassen.

Entwicklung der Callanetics

In den Kursübungen, die ich nach der Rückkehr in die Vereinigten Staaten aufnahm, war ich sehr erstaunt darüber, daß die meisten Menschen den Rücken so belasteten. Die Bewegungen waren für mich unmöglich, und so begann ich Übungen zu entwickeln, die meiner physischen Kondition angemessen waren. Während meiner Reisen hatte ich eine große Zahl von Übungstechniken kennengelernt, darunter im Mittleren Osten auch den Bauchtanz, und ich rief mir mein früheres Balletttraining ins Gedächtnis. Nach und nach gelang es mir, meinen Körper langsam und sanft in eine Haltung zu bringen, die Bewegungen ohne Belastung des Rückens erlaubte. Ich entwickelte eine Methode, statt des Drucks auf den unteren Rücken die Streckung der Wirbelsäule zu üben. Diese Bewegungen wirkten zugleich tief in den Körper hinein auf die Muskeln und verliehen ihnen in verblüffend kurzer Zeit Form und Tonus. Ich lernte, daß die kreisenden Bewegungen des Bauchtanzes den Beckenbereich lockerten und allmählich Bewegungen im Bereich des Kreuzbeins (Sakrum) ermöglichten, wo mir gar keine Flexibilität mehr geblieben war.

Jede Bewegung war fein und präzise abgestimmt in einer Spanne von 6-12 Millimetern – solch winzige Bewegungen waren die einzigen, zu denen mein Körper in dieser Zeit fähig war. Aber diese winzigen Bewegungen konzentrierten sich in den Muskeln auf bemerkenswerte Weise. Ich konnte meine physischen Mängel korrigieren und stellte außerdem fest, daß mein Po straff und glatt wurde, mein Bauch flacher, meine Haltung sich von Tag zu Tag verbesserte und meine Oberschenkel ebenso wie die Innenschenkel und Unterarme jugendlich fest wurden. In Shorts oder ärmellosen Kleidern fühlte ich mich wieder vollkommen wohl. Mein Körper wurde unglaublich kräftig und um Jahre jünger. Natürlich bemerkten meine Freunde diese Veränderung. Sie wollten mein Geheimnis kennenlernen. Ich führte ihnen meine Übungen vor – und auch hier zeigten sie zuverlässigen und schnellen Erfolg.

Das erste Buch über Callanetics

Ich habe dann elf Jahre lang in kleinen Gruppen Schüler unterrichtet, die durch Bekannte von meinen Übungen gehört hatten. Auch sie haben diese bemerkenswerten Veränderungen am eigenen Leib erfahren, und weil es für meine Übungen keinen Namen gab, haben sie sie „Callanetics" getauft. Und außerdem erklärten sie, ihr Körper fühle sich durch sie „zehn Jahre jünger in zehn Stunden". Sie machten mir Mut, ein Buch darüber zu schreiben, und am Ende rief ich einen Agenten an. Das Buch sei kaum zu verkaufen, sagte man mir. Ich war keine Berühmtheit, kein Topmodell und kein Filmstar. Und zu jener Zeit schien es, als hätte jede Berühmtheit, jedes Topmodell und jeder Filmstar in aller Welt irgendein Schönheitsprogramm auf den Markt gebracht. Außerdem war ich nicht für Aerobics, und Aerobics war *in*. Doch der Agent war von meinen Übungen ebenso überzeugt wie meine Schüler, und schließlich wurde das Buch zu äußerst bescheidenen Bedingungen an einen Verleger verkauft.

Dann kam die niederschmetternde Erfahrung. Von den paar tausend ausgelieferten Exemplaren wurde mehr als die Hälfte als unverkäuflich retourniert. Der Verleger wollte das Buch verramschen. Ich wußte aber: Wenn ich die Öffentlichkeit erreichen könnte, würden die Leute den Wert meines Programms erkennen und von Callanetics genauso begeistert sein wie meine Schüler. Ich tat alles, was ich nur konnte, um auf das Buch aufmerksam zu machen. Als ich zu einem letzten Fernsehauftritt nach Chicago reiste, geschah das Wunder, und vierzehn Monate harter Mühe um die Buchpromotion hatten sich gelohnt. Als Ergebnis eines einzigen Fernsehauftritts wurden binnen einer Woche so viele Bücher verkauft, daß es auf Platz 2 der Bestsellerliste der *New York Times* landete. Es behauptete sich dort fast ein Jahr lang. Dieser Erfolg hat sich inzwischen in vielen anderen Ländern wiederholt. Ich werde den Menschen immer dankbar sein, die Callanetics in die Öffentlichkeit brachten; und ich bin jenen dankbar, die ihren Freunden von den großartigen Ergebnissen dieser Übungen erzählt haben.

Callanetics heute

Heute ist die Zahl der Callanetics-Anhänger Legion, und es werden immer mehr. Während ich dies schreibe, wird das Wort Callanetics in *Collins English Dictionary* aufgenommen: Es definiert Callanetics als „ein System von Übungen mit der Wiederholung kleiner Muskelbewegungen und Kontraktionen zur Verbesserung des Muskeltonus". Und wie kam all dies zustande? Die Antwort ist einfach: durch ERGEBNISSE. Das Programm wirkt bei Frauen und Männern in jedem Alter und garantiert ohne Verletzungen schnellste Ergebnisse in kürzester Zeit.

Als ich das erste Callanetics-Programm herausbrachte, stellte ich mich selbst als Lehrerin vor. Zur Zeit der Videoaufnahmen war ich 47 Jahre alt. Nun, die Zeit vergeht, heute bin ich 52 und immer noch Lehrerin. Heute bilde ich Lehrer aus, die wiederum andere ausbilden. Callanetics hat einen ungeheuren Aufschwung genommen seit den Tagen, als ich in meinem kleinen Studio an New Yorks Mid-East Side selbst kleine Gruppen unterrichtete.

Im November 1990 wurde ein neues großes Kapitel in der Geschichte der Callanetics aufgeschlagen: die Gründung der Callanetics Franchise Corporation mit Sitz in Denver (Colorado). Seit dem Erscheinen der Bücher und Videos wurde ich mit Anfragen nach Kursen und qualifizierten Lehrern überschwemmt. Es war offenkundig, daß wir ein Programm zur Ausbildung und Zulassung geprüfter Callanetics-Lehrer brauchten. Das schien deshalb besonders dringlich, weil es bereits Kurse gab, die von nicht autorisierten Personen ohne jegliche Gewähr für sachgerechte und wirkungsvolle Ausführung der Übungen angeboten wurden. Nun jedoch können Sie quer durch die

Vereinigten Staaten und in Ländern wie Großbritannien, Belgien, Mexiko und Australien an einem qualifizierten Unterricht durch Lehrpersonen, die richtig ausgebildet und geprüft sind, teilnehmen. Weitere Informationen finden Sie auf der Impressumseite.

Kritik an Callanetics

Es ärgert mich sehr, wenn Callanetics-Programme von Leuten kritisiert werden, die sie nie ausprobiert haben und nicht aus erster Hand über ihre Zuverlässigkeit und Wirkung urteilen können. Das gleiche gilt für sogenannte Experten, die nur ihre eigenen Interessen durch kritische Urteile über Callanetics behaupten wollen. Ich habe immer vorgezogen, anstelle der Unzulänglichkeiten und Verletzungsgefahren anderer Methoden den nachgewiesenen Wert der meinen zu betonen. Ich habe immer gesagt und bin auch heute noch der Meinung: Meine einzige Konkurrenz ist die plastische Chirurgie.

CALLANETICS SCHNELLKURS FÜR DIE BEINE

Sie können dieses Buch auf viele Arten nutzen. Es ist klein und kompakt und kann Sie auf dem Weg zur Arbeit, auf Geschäftsreisen oder im Urlaub begleiten – oder wo immer Sie rasch nachschlagen wollen. Wenn Sie einen autorisierten Callanetics-Kurs besuchen, können Sie damit zwischen den Stunden Ihrer Erinnerung nachhelfen. Wenn Sie mit einer Ton- oder Videokassette arbeiten, gibt Ihnen dieses Buch die schriftliche Erklärung, wie die Bewegungen wirken, und hilft Ihnen, sie genau auszuführen.

Das Buch ist in leicht nachvollziehbare Abschnitte gegliedert. Am Anfang steht das Callanetics-Schnellkurs-Programm genau nach dem Ablauf des Videos. Dann folgen einige Fortgeschrittene Übungen für jene, die sich selbst ein Stück weiterbringen wollen. Und sollte Ihnen das Callanetics-Schnellkurs-Programm anfangs zu schwierig erscheinen, so können Sie sich mit Hilfe des Aufbautrainings rasch für die Übungen fit machen.

Denken Sie immer daran, daß die Bilder dieses Buches Callanetics in Vollendung zeigen: Deshalb braucht es Sie nicht zu kümmern, wenn Sie es nicht sofort genauso gut können. Gehen Sie nur nach Ihrem eigenen Tempo vor!

Dreifach verlangsamte Bewegung

Die Bewegungen sind bei Callanetics winzig, fein, sanft und präzise. Sie werden sehr langsam ausgeführt – ich habe das immer „dreifach verlangsamt" genannt. Stellen Sie sich Callanetics als Meditation durch Bewegung vor. Auf diese Weise erfassen Sie die Tiefe Ihres Körpers und arbeiten die Muskulatur Schicht für Schicht durch. Bewegen Sie sich niemals ruck- oder stoßweise. Machen Sie sich bewußt, wie winzig die Spanne von sechs bis zwölf Millimetern ist, messen Sie es nach! Die Bewegung ist nur ein Impuls. Wenn die Anweisung auf 25 Wiederholungen lautet, dann denken Sie dabei an 25 Impulse. Führen Sie diese Zahl von Bewegungen langsam aus und sanft. Nur wenn Sie sich der Geringfügigkeit und Zartheit der Bewegungen bewußt sind, können Sie Callanetics richtig befolgen. Sie werden dann entdecken, daß Ihre Muskeln genau auf dem Niveau arbeiten, auf dem sie ihre beste Leistung erbringen. Ärgern Sie sich nicht, wenn Sie öfter eine Pause machen müssen oder anfangs nur wenige Wiederholungen schaffen. Sie werden in sehr kurzer Zeit kräftiger sein.

Nichts erzwingen

Ich muß es betonen, weil es so überaus wichtig ist: Sie dürfen nichts erzwingen. Beim „Stretching" werden sich Ihre Muskeln nur innerhalb ihrer Kapazität dehnen, und darüber hinaus dürfen Sie sie nicht fordern. Wiederholen Sie das Zusammenziehen – oder Stärken – der Muskeln nur so oft, wie sie es in diesem Stadium zulassen. Das schützt Sie davor, sie über ihre Grenzen hinaus zu beanspruchen. Überanstrengung oder Verletzung könnten sonst die Folge sein.

Seien Sie nicht beunruhigt oder enttäuscht, wenn Sie am Anfang nur zwei oder drei Wiederholungen schaffen – das ist ganz natürlich. Sie werden mit jeder Übungseinheit kräftiger und mehr leisten können. Am wichtigsten ist, daß Sie lernen, Ihren Rücken zu schützen und zu schonen, damit Sie Rückenschmerzen vorbeugen und Rückenproblemen abhelfen.

Kippen des Beckens

Wenn *eine* Bewegung der Schlüssel zu Callanetics ist, dann das Kippen des Beckens: Es stellt die Verbindung zwischen Oberkörper und Unterkörper dar. Straffen Sie die Pobacken, und versuchen Sie, dreifach verlangsamt, die Beckenpartie so zu bewegen oder zu „kippen", als wollten Sie das Schambein zum Nabel bringen. Stellen Sie sich vor, ein Faden sei längs durch Ihr Trikot gezogen. Ziehen Sie sanft diesen Faden hoch, und Ihr Becken wird kippen. Diese Bewegung streckt Ihre Wirbelsäule und kräftigt die Bauchmuskulatur, die Muskeln der Innen- und Vorderschenkel sowie des Pos und beim Stehen auch noch die der Waden und Füße. Die Bewegungsfreiheit der Beckenpartie ist von großer Bedeutung, denn von ihr hängen Haltung, Balance und Ausrichtung des Körpers ab. Außerdem werden dadurch die Hüftgelenke locker und fließende Bewegungen möglich. Je mehr Sie das Becken hochkippen, desto tiefer ist die Kontraktion der Gesäßmuskeln und desto schneller sind die Resultate.

Atmen

Atmen Sie immer ganz natürlich – und denken Sie daran, viele Leute vergessen beim Üben tatsächlich, Atem zu holen!

Zählen

Bei einigen Übungen lautet die Anweisung: „Zählen Sie bis ..." Sie sollen dann „Eintausend und EINS, eintausend und ZWEI ..." zählen. Wenn Sie es laut tun, haben Sie zusätzlich die Gewißheit, daß Sie das Atmen nicht vergessen!

Entspannung

Spannen Sie Ihren Körper nicht an. Sanftheit soll Ihre Bewegungen leiten. Wenn Sie nichts forcieren, werden Sie die ganze Wohltat einer Übung genießen können, ohne die Muskeln oder sich selber anzustrengen. Ziehen Sie aus dem geringsten Aufwand an Mühe den größten Nutzen. Das heißt nicht, daß Sie die Übungen nicht spüren werden. Sie werden ihre Wirkung in bestimmten Bereichen sehr tief empfinden, ohne dadurch andere Körperteile oder gar den Rücken anzustrengen.

Hingabe

Sagen Sie sich: Dies ist meine Stunde – eine Zeit, die ich ganz mir selbst widme. Denken Sie an schöne und angenehme Dinge, und erlauben Sie Ihren Gedanken, zu schweifen und zu phantasieren. Für alle anderen haben Sie mehr als genug getan. Jetzt sind Sie an der Reihe, sich selbst die gleiche Aufmerksamkeit zu schenken, die Sie sonst anderen Dingen zuwenden. Weil es schnell geht und wirkt, paßt Callanetics in jeden Tagesplan; und weil man keine besondere Ausrüstung dafür braucht, kann man es überall üben. Schon 20 Minuten täglich führen zu Ergebnissen, auf die Sie sehr stolz sein werden. Die anderen Bücher dieser Reihe leisten das gleiche für *Bauch* sowie *Hüfte und Po*. Dieses Programm ist genau für Sie gemacht. Also gehen Sie's an! Sie werden überrascht sein, wie schnell Sie Resultate sehen und mühelos die vorgesehenen Wiederholungen ausführen können. Und denken Sie daran: *Sanftheit* ist das Schlüsselwort.

CALLANETICS SCHNELLKURS FÜR DIE BEINE

DIE FOLGENDEN ÜBUNGEN

- geben den Beinen ein strafferes und längeres Aussehen
- machen plumpe Knie schlank
- straffen die schlaffe, schwammige Haut
- machen schöne wohlgeformte Beine

DENKEN SIE DARAN: Alle Abbildungen zeigen die Positionen in perfekter Ausführung. Erwarten Sie nicht, daß Ihnen das anfangs genauso gelingt. Doch mit etwas Geduld und nach kurzer Zeit werden Sie erstaunt sein, wie gut Sie sich strecken und straffen können – Ihr Körper wird es Ihnen danken.
Erzwingen Sie die Dehnung nicht. Sie müssen Ihre Leistungsebene respektieren. Wenn Sie die Streckung forcieren, können Sie sich Verletzungen zuziehen. Die Muskeln werden sich strecken, wenn sie dazu bereit sind – und nicht, wenn Sie es befehlen.
Die meisten Menschen setzen am Anfang dieser Übungen Fuß oder Ferse auf einen Schemel oder einen Stuhl und arbeiten sich dann höher. Je besser Ihre Kniesehnen gestreckt sind, desto höher können Sie das Bein nehmen.

BEACHTEN SIE: Diese Übungsfolge scheint auf den ersten Blick kompliziert. Lesen Sie den Text genau durch, bevor Sie mit den Übungen beginnen, damit Sie verstehen, worauf es ankommt. Der Erfolg wird es Ihnen lohnen. Plagen Sie sich nicht damit ab, die Übungen exakt so auszuführen, wie die Bilder sie darstellen. Folgen Sie Ihren eigenen Möglichkeiten, das ist genau richtig. Wenn Sie zunächst nur fünf Wiederholungen schaffen, dann ist eben das Ihr Maß. Mit der Kräftigung der Muskeln verbessert sich auch Ihre Form. Lassen Sie sich nicht entmutigen: Sie werden jedesmal mehr Wiederholungen schaffen. Sie arbeiten Ihre Muskeln tiefer und tiefer durch, und in kürzester Zeit wird jede Übung ein Kinderspiel sein. Es ist ratsam, dabei keine Schuhe zu tragen; ihr Gewicht ist einfach zu groß.

Wenn Sie Probleme mit dem Knie haben, müssen Sie die Übungen sehr sanft und langsam angehen; die Beschwerden dürfen sich nicht verschlimmern. Viele Schüler, deren Knie durch Verletzungen, Arthritis oder sogar Operationen belastet waren, konnten feststellen, daß diese Übungen ihren Zustand auffallend verbesserten. Sie müssen nur vorsichtig sein und auf Ihr eigenes Urteil vertrauen. Auch Sie werden entdecken, daß dieses Training die Anfälligkeit für jegliche Verletzungen tatsächlich vermindert, weil es die Beinmuskulatur kräftigt. Weil diese Muskeln zugleich diejenigen sind, die Ihre Rückenmuskulatur bei den alltäglichen Beschäftigungen entlasten, ziehen Sie daraus einen Extrabonus: Sie werden beim Laufen, Gehen und Stehen kaum mehr Beschwerden haben.

Denken Sie daran

- Nicht ruckweise bewegen
- Nicht stoßweise bewegen
- Nichts erzwingen
- Arbeiten Sie nach Ihrem eigenen Tempo
- Gönnen Sie sich jederzeit Atempausen
- Sanftheit ist der Schlüssel zu diesen Übungen

Auf und ab

DIESE ÜBUNG

- streckt das Rückgrat
- lockert die Knie

Ausführung

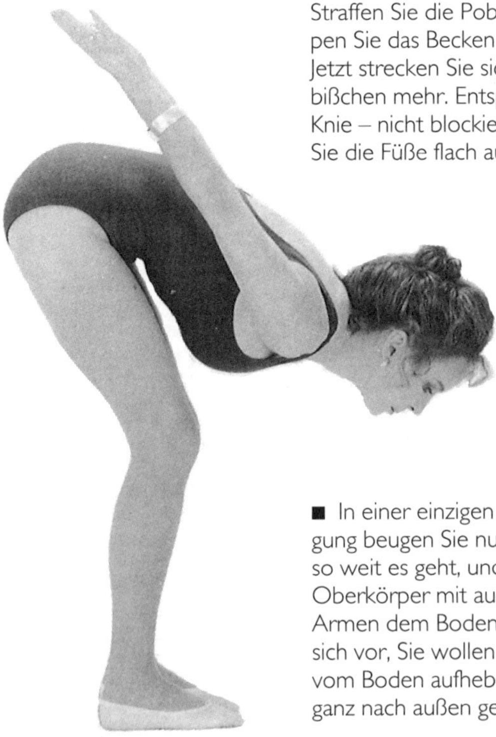

■ Sie stehen mit den Füßen hüftbreit auseinander. Strecken Sie beide Arme so hoch Sie können zur Decke. Straffen Sie die Pobacken, und kippen Sie das Becken (siehe S. 14). Jetzt strecken Sie sich noch ein bißchen mehr. Entspannen Sie Ihre Knie – nicht blockieren! –, und halten Sie die Füße flach auf dem Boden.

■ In einer einzigen weichen Bewegung beugen Sie nun sanft die Knie, so weit es geht, und senken den Oberkörper mit ausgestreckten Armen dem Boden zu. Stellen Sie sich vor, Sie wollen vor sich etwas vom Boden aufheben. Ihr Rumpf ist ganz nach außen gestreckt.

- Schwingen Sie jetzt ebenso sanft die Arme zurück und hinter den Körper, so hoch Sie nur können. Ihre Knie werden sich mit der Bewegung der Arme ein wenig strecken und die Pobacken nach hinten und aufwärts bewegen.

HINWEIS: Wenn Sie die Arme wie oben zurückgeschwungen haben, erreichen Sie einen der wenigen Momente, in denen das Becken nicht gekippt ist.

- Im selben Augenblick, in dem Sie die Bewegung umkehren zur Ausgangsposition, straffen Sie den Po und kippen das Becken wieder so hoch wie möglich. Halten Sie es gekippt, bis die Arme zur Decke zeigen. Und wenn Sie ein Hohlkreuz haben, kippen Sie das Becken so hoch es nur geht.

Wiederholungen

Arbeiten Sie sich vor auf **5**

Achtung

- Wölben Sie nicht den Rücken, wenn Sie die Arme zur Decke strecken.
- Verkrampfen Sie nicht Knie oder Füße.
- Spannen Sie Schultern und Nacken nicht an.

Nackenlockerung

DIESE ÜBUNG

- lockert Nacken und Schultern
- streckt die Wirbelsäule
- steigert die Gelenkigkeit
- löst die Spannung im Nacken und zwischen den Schulterblättern

Ausführung

HINWEIS: Denken Sie an die dreifach verlangsamte Bewegung, lassen Sie die Schultern frei zu Boden „fließen" – Ihr Körper ist locker wie der einer Stoffpuppe!

■ Sie stehen aufrecht mit den Füßen in Hüftbreite. Lockern Sie die Schultern, und beugen Sie etwas die Knie. Straffen Sie den Po, und kippen Sie das Becken ganz weit hoch.

■ In dreifach verlangsamter Bewegung rollen Sie den Kopf hinab und lassen das Kinn auf die Brust sinken.

■ Ebenso langsam bewegen Sie das Kinn so weit es geht zur rechten Schulter.

■ Dann recken Sie das Kinn hoch zur Decke und strecken sich zugleich hinten im Nacken.

■ Lassen Sie Ihr Kinn sacht wieder zur Brust sinken.

■ Wenden Sie das Kinn sanft hinüber zur linken Schulter, und strecken Sie es dort wieder in die Höhe.

■ Bringen Sie es zurück zur Brust.

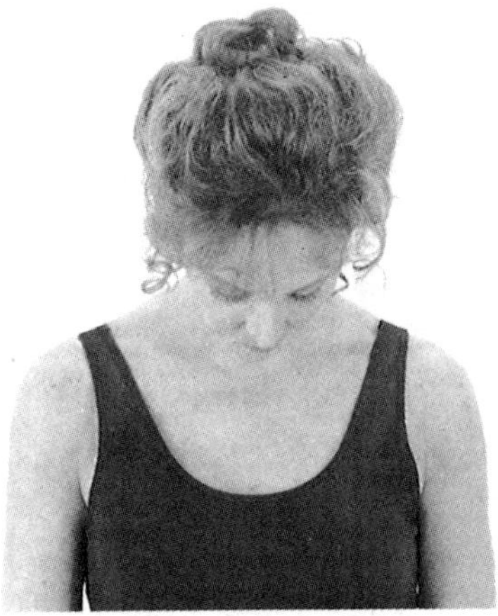

Wiederholungen

nach beiden Seiten **5**

Achtung

■ Vermeiden Sie jede harte oder abrupte Bewegung.
■ Die Schultern weder hochziehen noch anspannen.
■ Verkrampfen Sie nicht die Kinnlade.
■ Strecken Sie den Bauch nicht heraus, und machen Sie kein Hohlkreuz.
■ Die Knie nicht blockieren.

Beckenwelle

DIESE ÜBUNG

- streckt und strafft die Beine, den Po und die Bauchmuskulatur
- streckt die Wirbelsäule und die Schulterpartie
- hält das Becken beweglich
- wirkt auf die Schenkel vorn wie innen und auf Füße, Fesseln und Waden

HINWEIS: Als Stütze dient bei dieser Übung jedes stabile Möbelstück, wie etwa ein Sofa oder ein Sessel. Wählen Sie die für Sie komfortable Höhe aus.

Ausführung

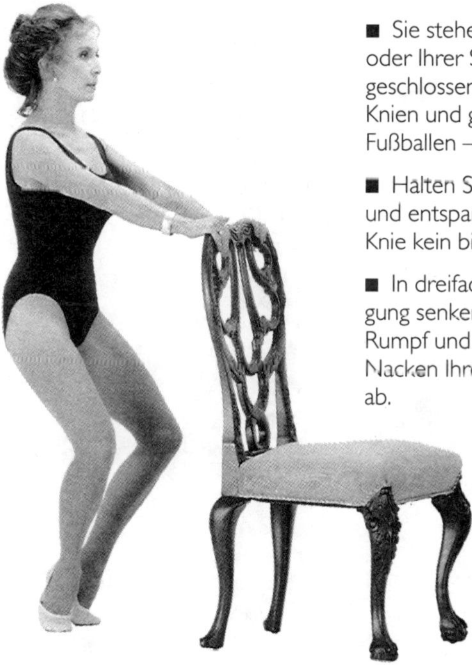

■ Sie stehen an einer Übungsstange oder Ihrer Stütze und heben sich mit geschlossenen Fersen, gebeugten Knien und gestreckten Armen auf die Fußballen – ganz locker.

■ Halten Sie den Rücken gerade und entspannt – und drücken Sie die Knie kein bißchen zur Seite!

■ In dreifach verlangsamter Bewegung senken Sie jetzt mit aufrechtem Rumpf und nach oben gestrecktem Nacken Ihren Körper 2 Zentimeter ab.

■ Straffen Sie den Po, und kippen Sie Ihr Becken. Dann kippen Sie es noch weiter und machen zugleich Ihren Oberkörper so rund wie nur möglich. Lösen Sie sanft das Becken, aber schieben Sie dabei den Po nicht zurück.

■ Dreifach verlangsamt gehen Sie jetzt mit dem Körper noch einmal 2 Zentimeter tiefer, straffen wieder den Po, kippen das Becken noch höher und lösen es sanft.

■ Und noch einmal 2 Zentimeter tiefer, den Po straffen, das Becken kippen und lösen.

■ Sie müssen jetzt spüren, wie intensiv die Muskeln der Innenschenkel arbeiten.

■ Dann kehren Sie die Bewegung um, jeweils 2 Zentimeter aufwärts und genauso langsam, bis Sie in der Ausgangsposition sind.

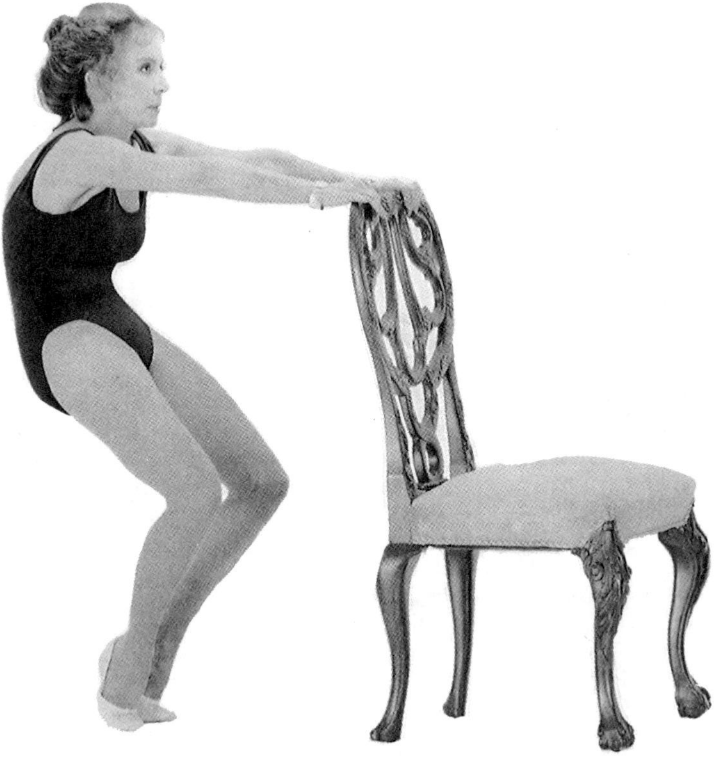

Achtung

- Vergessen Sie nicht, daß Sie bei der zweiten und dritten Senkung das Becken jeweils höher kippen sollen.
- Strecken Sie den Po nicht heraus, wenn Sie die Beckenkippe lösen. Ihr Rückgrat steht immer senkrecht, wenn das Becken nicht eingerollt ist!
- Wölben Sie den Rücken also nicht!
- Richten Sie Ihre Knie nicht so weit nach außen, bewahren Sie Ihre natürliche Stellung
- Spannen Sie Ihre Schultern nicht an. Der obere Rücken soll möglichst rund sein, wenn Sie das Becken zur wohltuenden Streckung der Wirbelsäule einrollen. Je besser das Becken gekippt ist, desto runder wird der Rumpf, streckt sich das Rückgrat – und um so schneller werden Ihre Beine kräftig und straff.
- Legen Sie Ihr Gewicht nicht auf die Stütze, sondern halten Sie die Balance auf den Fußballen.
- Senken Sie den Po nicht tiefer als die Knie, sonst lastet zuviel Druck auf ihnen.
- Den Po nicht über oder vor, sondern hinter den Fersen halten.

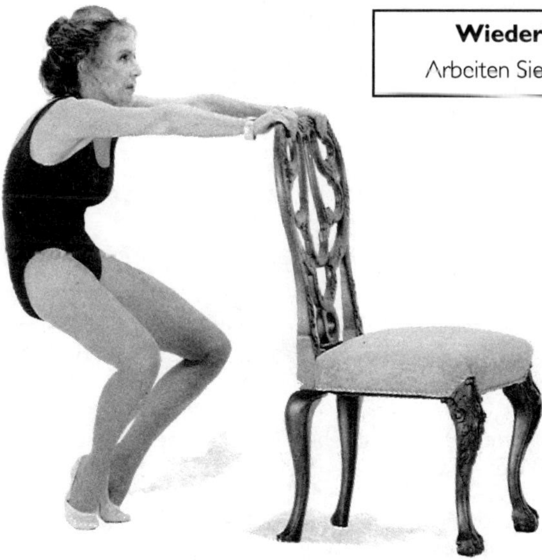

Wiederholungen

Arbeiten Sie sich vor auf **5**

Balance

DIESE ÜBUNG

- streckt und strafft die Beinmuskeln besonders an den Schenkeln vorn und innen

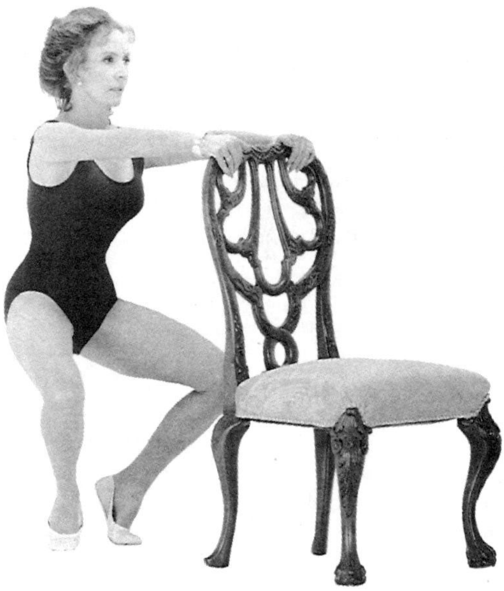

Ausführung

■ Sie beginnen in der gleichen Position wie bei der Beckenwelle: Die Arme sind ausgestreckt und locker, beide Hände liegen auf der Stütze, und Sie stehen mit geschlossenen Fersen auf den Fußballen.

■ In dreifach verlangsamter Bewegung gehen Sie mit aufrechtem Rumpf 3 Zentimeter in die Knie.

■ Ebenso langsam heben Sie sich wieder empor und atmen dabei ganz normal. Diese Übung verläuft in einer einzigen glatten Bewegung.

- Je tiefer Sie dies üben, desto kräftiger werden die vorderen Schenkelmuskeln. Und je aufrechter Ihr Körper steht, desto tiefer arbeiten sie.

- Wenn Sie kräftiger sind, können Sie also den Rumpf tiefer senken – aber den Po niemals tiefer als bis Kniehöhe!

HINWEIS: Am Anfang wird sich Ihr Oberkörper zur Stütze neigen, und Sie halten sich wie der Teufel daran fest. Doch mit der Zeit werden Sie imstande sein, den Rumpf vollkommen aufrecht zu halten und die Hände nur ganz leicht aufzulegen.

Wiederholungen

Arbeiten Sie sich vor auf **10**

Wenn Sie intensiver üben wollen

Verharren Sie in der tiefsten Position, und zählen Sie langsam bis drei oder fünf, ehe Sie sich wieder erheben.

Achtung

- Senken Sie die Fersen nicht ab, wenn Sie sich erheben.
- Der Po darf nicht unter Kniehöhe sein, weil die Knie sonst zuviel Druck bekommen.
- Halten Sie die Schultern locker.
- Den Rücken nicht wölben, den Po nicht herausstrecken. Halten Sie das Rückgrat senkrecht und den Nacken gestreckt.

Denken Sie daran

Sie können jederzeit eine Verschnaufpause machen. Nach wenigen Lektionen fällt Ihnen die Übung schon viel leichter.

Kniedehnung

Bei dieser Übung zur Dehnung der Kniesehnen kehren die meisten Menschen den Standfuß nach außen, um leichter Balance zu halten. Versuchen und üben Sie bitte, den Fuß nach vorn zu richten.

DIESE ÜBUNG

- streckt den Nacken, die Wirbelsäule und die Partie zwischen den Schulterblättern, den Po und die Innenschenkel, die Kniesehnen und die Wadenmuskeln

HINWEIS: Wenn Sie Ischiasbeschwerden haben, müssen Sie die Knie dabei immer gebeugt halten, um jeden Druck auf den unteren Rücken zu vermeiden.

Ausführung

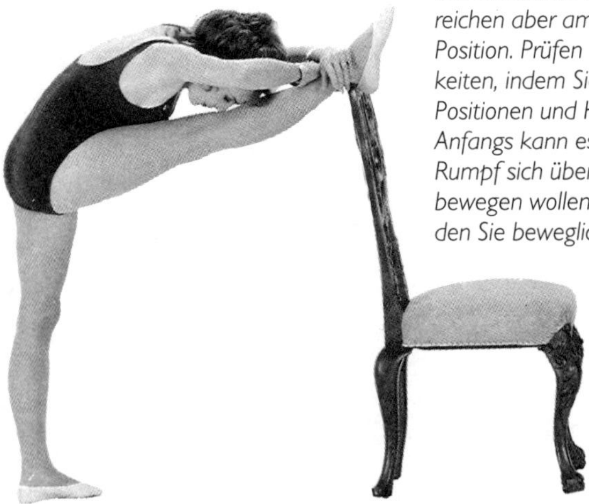

HINWEIS: Sie werden sehr viel niedriger beginnen, vielleicht sogar das Knie des erhobenen Beins beugen. Viele erreichen aber am Ende die hier gezeigte Position. Prüfen Sie zuerst Ihre Möglichkeiten, indem Sie sanft verschiedene Positionen und Höhen ausprobieren. Anfangs kann es sein, daß Kopf und Rumpf sich überhaupt nicht zum Bein bewegen wollen. Binnen kurzem werden Sie beweglicher sein.

■ Sie stehen aufrecht. Nehmen Sie das rechte Bein hoch, und legen Sie die Ferse auf die Stütze oder ein Möbelstück. Der linke Fuß soll zur besseren Balance leicht zur Seite zeigen; das linke Knie ist gerade, aber entspannt.

- Strecken Sie Körper und Arme zur Decke. Wenden Sie sich zur Seite, strecken Sie sich noch mehr, und drehen Sie sich dann wieder nach vorn. Noch gestreckt beugen Sie nun Ihren Rumpf über das rechte Bein.
- Wenn Sie ganz weit vorn sind, kreuzen Sie sanft die Hände über Schienbein oder Schenkel (nicht dem Knie!). Die Hände liegen nur leicht auf, die Ellbogen werden zur Seite gestreckt, die Knie dürfen nicht blockiert werden.
- Bewegen Sie Ihren Rumpf sanft um 6-12 Millimeter auf und ab, oder halten sie einfach die Position.
- Am Schluß dieser Übung runden Sie langsam den Körper nach oben und setzen Ihren rechten Fuß dreifach verlangsamt zu Boden.
- Üben Sie das gleiche auf der anderen Seite.

BEACHTEN SIE: Bei vielen Menschen, besonders bei Frauen, sind die Innenseiten der Knie ein wenig gebaucht. Um diese Wölbung zu verschlanken und zu glätten, drehen Sie Ihr erhobenes Bein und den Fuß sanft ein wenig zur Außenseite – rechts nach rechts und links nach links.

Wiederholungen nach beiden Seiten

Arbeiten Sie sich vor auf **50**

Achtung

- Machen Sie es sich bei dieser Übung bequem. Wenn das Auflegen des Fußes auf der Stütze unbequem ist, legen Sie bitte ein Frottiertuch unter das Fußgelenk.
- Richten Sie den Standfuß nur nach außen, wenn es gar nicht anders geht – und halten Sie dieses Knie locker.
- Achten Sie darauf, daß die Hüften gerade stehen.
- Die Ellbogen sind gebeugt und nach außen gestreckt.
- Legen Sie Ihre Hände nicht auf die Knie.
- Forcieren Sie die Streckung nicht.
- Blockieren Sie die Knie nicht.
- Nicht wippen!

Wenn Sie noch mehr strecken wollen

Sie können versuchen, den Kopf zwischen den gekrümmten Armen an die Innenseite des Beins zu legen. Das ist ein großartiges Stretching für Nacken und Rückgrat! Wenn das zu schwierig ist, nehmen Sie die Hände auf dem Bein ein wenig zurück und legen Ihre Stirn unterhalb der Kniescheibe auf. Oder Sie stellen das Standbein sanft ein bißchen weiter weg von der Stütze.

Open and Close

Diese Übung baut die Muskulatur des gesamten Körpers auf. In der Ballettschule habe ich sie mit anderen Schülern gerne vor den Lektionen ausgeführt, um Ausdauer, Kraft und eine höhere Reichweite der Beine zu trainieren. Am Anfang müssen Sie damit rechnen, daß Sie mit zunehmender Zahl der Wiederholungen die Beine immer weniger hoch bringen. Lassen Sie sich dadurch nicht irritieren, Sie machen es trotzdem richtig. Mit der Zeit gibt sich das. Ich kenne Leute, die noch in den Siebzigern mühelos und ohne Pause in 50 Wiederholungen die Beine immer in diesselbe Höhe bringen!

Aber wie so oft bei Callanetics muß man auch diese Übung behutsam und mit Respekt angehen. Die meisten Menschen mit Rückenproblemen haben rasch herausgefunden, daß ihnen „Open and Close" großartig half: weil sie ihre Grenzen kannten und die Übung nicht forcierten. Sie haben aufgehört, wenn sie eine Anstrengung des unteren Rückens spürten, und nur soviel getan, wie ihnen zu diesem Zeitpunkt zuträglich war. Auch wenn dies im Grunde eine Beinübung ist, verlangt sie zugleich einen erheblichen Einsatz der Bauchmuskulatur. Deshalb überträgt sich die Anstrengung unvermeidlich auf den unteren Rücken, solange Ihre Unterleibsmuskeln noch nicht kräftig genug sind: Und das soll nicht sein! Bauen Sie also Ihre Kräfte allmählich auf, dann werden Sie bald mit Vergnügen feststellen, daß auch Ihre Bauchmuskeln stärker werden.

HINWEIS: Wenn Ihre Kräfte erlahmen oder sich auf den unteren Rücken verlagern, dann senken Sie die Beine um einige Zentimeter oder beugen die Knie während der Bewegungsphase. Oder legen Sie eine Verschnaufpause ein. Wenn Sie dann immer noch den Druck im Rücken verspüren, müssen Sie die Übung aussetzen, bis Ihre Bauch- und Beinmuskeln kräftiger geworden sind.

Beachten Sie

Die Höhe spielt keine Rolle. Arbeiten Sie auf Ihrem eigenen Niveau. Vielleicht stellen Sie am Anfang auch fest, daß Sie einfach nur Ihre Beine über den Boden bewegen. Die Fotos hier zeigen, was Sie mit Geduld und Callanetics erreichen können.

Vergessen Sie nicht

Die „Open and Close"-Übung will mit Respekt behandelt sein.

Ausführung

HINWEIS: Das ist eine Übung, durch die man sich auch zwischendurch neben einem Schreibtisch oder Sessel fit machen kann.

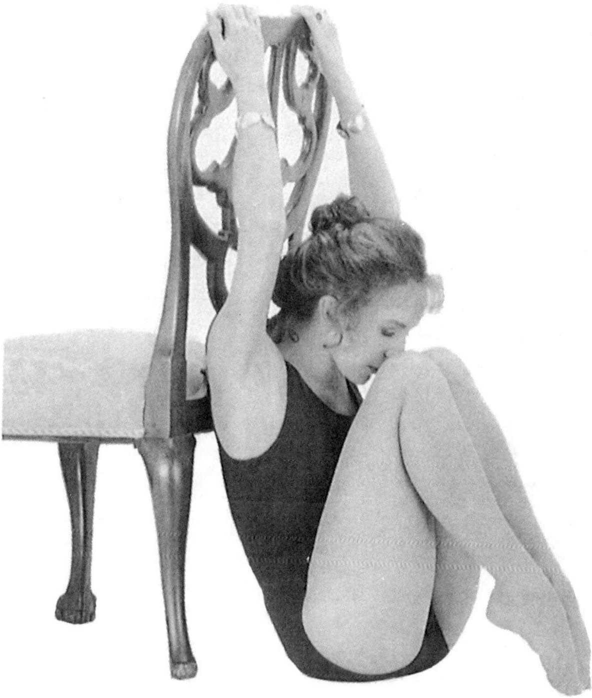

■ Vor dieser Übung sollten Sie vollkommen entspannt sein. Sie setzen sich auf den Boden, mit dem oberen Rücken gegen ein Sofa oder eine Kommode, und halten sich daran wie an einer Stütze über dem Kopf fest. (Schubladen sind dazu bestens geeignet.) Haben Sie eine Übungsstange, so legen Sie Hände oder Handgelenke leicht obenauf. Am Anfang werden Sie sich wie der Teufel anklammern.

■ Beugen Sie die Knie, ziehen Sie sie zur Brust, und spitzen Sie die Zehen. Rutschen Sie mit dem Po eine Handbreite nach vorn, damit Sie nicht auf dem Steißbein sitzen. Lassen Sie sanft das Kinn sinken: Dadurch wird das Rückgrat besser gestreckt.

■ Strecken Sie langsam die Beine aus (wenn Sie Ischias haben, bleiben die Knie gebeugt), ohne die Knie zu blockieren, und spitzen Sie die Zehen so hoch Sie können zur Decke. Sie sitzen da wie ein Klappmesser – aber erzwingen Sie nichts.

■ In dreifach verlangsamter Bewegung spreizen Sie nun die Beine so weit wie möglich – und führen sie wieder zusammen: Open and Close.

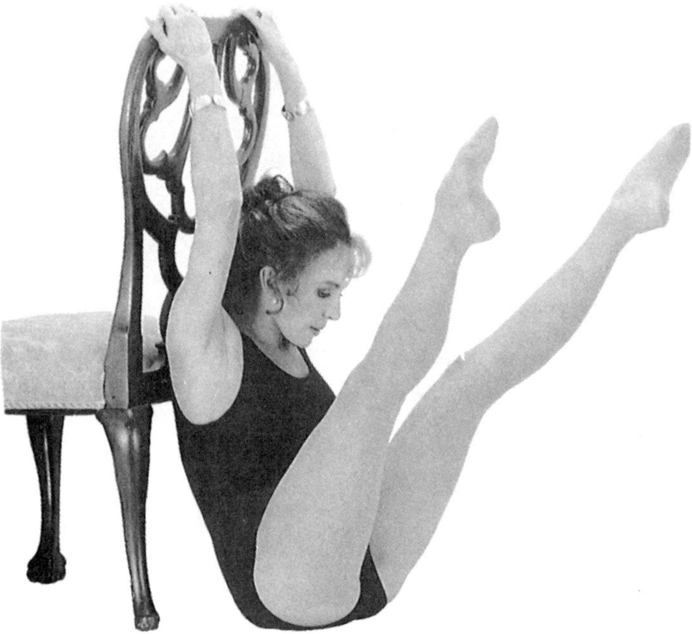

HINWEIS: Man braucht unglaublich viel Kraft, um die Beine ohne Mühe in diese Höhe zu bringen. Arbeiten Sie also nach Ihrem eigenen Tempo, Sie müssen diese Höhe nicht gleich erreichen. Doch Sie werden überrascht sein, wie leicht es Ihnen bei regelmäßiger Übung gelingt.

Wiederholungen

Arbeiten Sie sich vor auf **zweimal 5**

■ Am Schluß der Übung beugen Sie sanft die geschlossenen Knie, ziehen die Beine nahe an den Körper und setzen sie auf den Boden.

Wenn Ihne diese Übung leichtfällt

Rutschen Sie mit dem Po näher zur Stütze, und es wird schwerer. Sie werden es merken, wenn Sie die Beine heben. Je höher Sie mit den Beinen kommen, desto größer ist die Wirkung.

Achtung

- Vergewissern Sie sich vorher, daß Ihre Stütze robust genug ist, Ihr Gewicht aufzufangen. Denn bis Sie kräftig genug sind, werden Sie sich wie der Teufel daran festhalten.
- Übernehmen Sie sich nicht. Wenn Ihre Muskeln erlahmen, machen Sie eine Atempause: Arbeiten Sie sich allmählich auf zehn Wiederholungen vor. Beachten Sie dabei die Kapazität Ihrer Muskeln.
- Sie dürfen nicht außer Atem geraten – machen Sie also beliebig viele Pausen.
- Verkrampfen Sie Beine und Knie nicht – am Ende werden Sie federleicht sein.
- Bewegen Sie das Kinn nicht in die Höhe.
- Die Füße nicht anspannen, doch die Zehen spitzen.
- Zwingen Sie die Beine nicht höher, als sie können!

Knie- und Wadenstreckung

Bei Ischiasbeschwerden müssen Sie die Knie immer gebeugt halten, um den Druck auf das Kreuz zu mildern.

DIESE ÜBUNG
• streckt Nacken, Wirbelsäule und die Muskeln zwischen den Schulterblättern, die Schenkel innen, die Beine hinten und besonders die Kniesehnen

Ausführung

■ Sie liegen mit den Füßen in Hüftbreite auf dem Rücken und ziehen die Beine an. Die Füße bleiben flach auf dem Boden. Versuchen Sie, auch den Nackenrücken flach aufzulegen.

■ Ziehen Sie das rechte Bein zur Brust heran, und dann strecken Sie sanft das Bein, so weit, wie es ohne Zwang möglich ist.

■ Schließen Sie die Hände bequem hinter dem rechten Bein – nicht hinter dem Knie! Nehmen Sie die Ellbogen hoch nach außen, und bringen Sie dann das Bein in dreifach verlangsamter Bewegung so nah wie möglich zum Körper. Am Anfang werden Sie das Bein kaum strecken können – das ist natürlich. Arbeiten Sie nach Ihrem eigenen Tempo.

■ Nun strecken Sie sanft das linke Bein zu Boden, das Knie ist locker, die Ferse liegt auf.

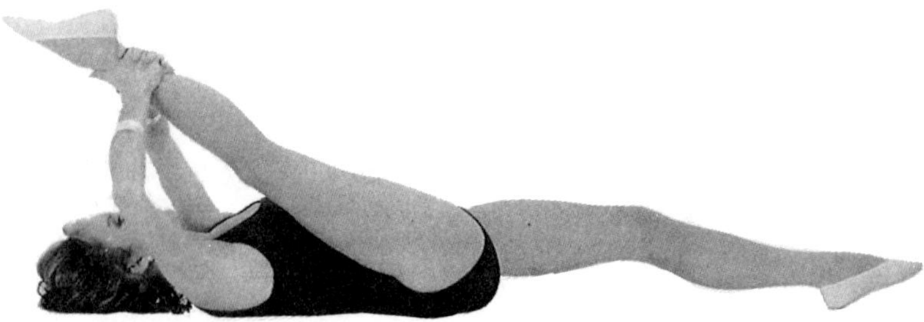

■ In einer kaum wahrnehmbaren Bewegung führen Sie jetzt das rechte Bein um 6-12 Millimeter zum Körper. Die Ellbogen nach außen halten!

HINWEIS: Sanftheit ist das Schlüsselwort dieser Dehnung. Das Bild zeigt die Übung in Vollendung.

Für die bessere Streckung der Waden
Beugen Sie die Füße zu sich hin und nicht zur Decke.

■ Am Schluß der Übung beugen Sie beide Knie in einer weichen und fließenden Bewegung und setzen die Füße flach auf den Boden. In der gleichen Weise nehmen Sie die Arme herab.

■ Üben Sie das gleich auf der anderen Seite.

Wiederholungen nach beiden Seiten
Arbeiten Sie sich vor auf **50**

Achtung

- Zwingen Sie das Bein nicht höher, als es mag.
- Die Knie nicht blockieren.
- Das aufliegende Bein nicht anheben. Halten Sie es so flach und gerade wie bei lockerem Knie möglich.
- Das erhobene Bein nicht anspannen. Der Fuß ist gespitzt, aber entspannt.
- Den Griff auf dem Bein nicht verkrampfen.
- Verspannen Sie Nacken und Schultern nicht. Das ist eine ideale Entspannung für den Nacken und den ganzen Körper!

Schenkelstraffung innen

DIESE ÜBUNG

- streckt Innenschenkel, Wirbelsäule, Nacken, Unterarme und Beine

HINWEIS: Halten Sie den Körper locker, und verlangen Sie nicht zuviel von Ihren Beinen. Wenn Sie Ischiasbeschwerden haben, bleiben die Knie gebeugt. Hilft das nicht, so setzen Sie die Übung eineWeile aus.

Ausführung

■ Sie sitzen auf dem Boden und spreizen die ausgestreckten Beine so weit Sie können seitwärts. Legen Sie die Hände vor oder hinter sich – wie Sie mögen –, drücken Sie das Becken sanft zu Boden, und rollen Sie es dann ein wenig vor.

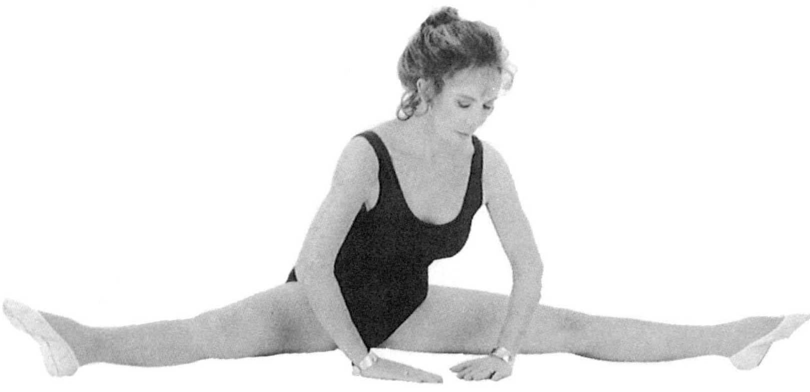

■ Richten Sie den Rumpf auf, legen Sie die Hände auf Ihre Schenkel oder vor sich zu Boden. Strecken Sie die Ellbogen nach außen, und machen Sie den Rücken oben rund. Schultern und Nacken entspannen.

■ Nun neigen Sie sich aus dem oberen Rücken nach vorn, bis Kopf und Schultern so tief wie möglich zum Boden gesenkt sind.

■ Entspannen Sie Ihren Körper, und spüren Sie dabei die Streckung unten im Rücken und innen an den Schenkeln. Aber nicht so, daß es schmerzhaft ist!

■ Bewegen Sie den Rumpf sanft 6-12 Millimeter auf und ab.

■ Sie werden den Rumpf von Mal zu Mal näher zum Boden bringen. Und immer entspannen.

■ Am Schluß rollen Sie sich langsam mit den Händen wieder zurück.

Wiederholungen nach beiden Seiten

Arbeiten Sie sich vor auf **50**

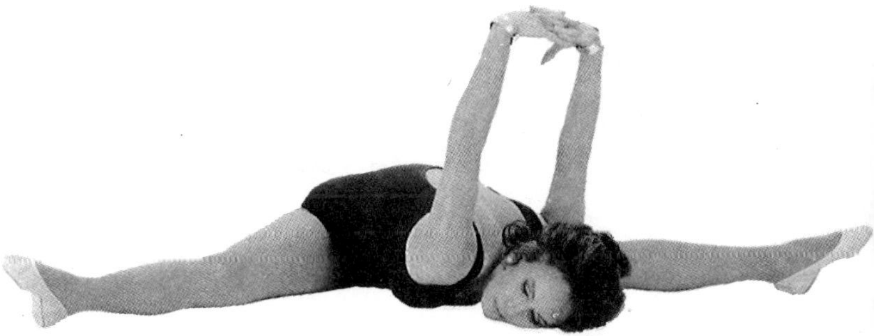

■ Zur intensiveren Streckung falten Sie die Hände hoch im Rücken und neigen sich dann nach vorn. Wenn Sie perfekt sind, werden Sie schließlich den Boden mit dem Gesicht, der Nase oder dem Oberkörper berühren können!

Achtung

- ■ Zwingen Sie Ihren Körper nicht zu Boden.
- ■ Bitte nicht wippen!
- ■ Ziehen Sie sich nicht mit dem Nacken nieder.
- ■ Die Beine nicht verspannen, die Zehen lockern.

Beckenrotation

DIESE ÜBUNG

- strafft die Muskeln von Po, Schenkeln und Innenschenkeln, im unteren Rücken, in Bauch und Becken
- streckt Arme und Wirbelsäule
- lockert den Beckenbereich

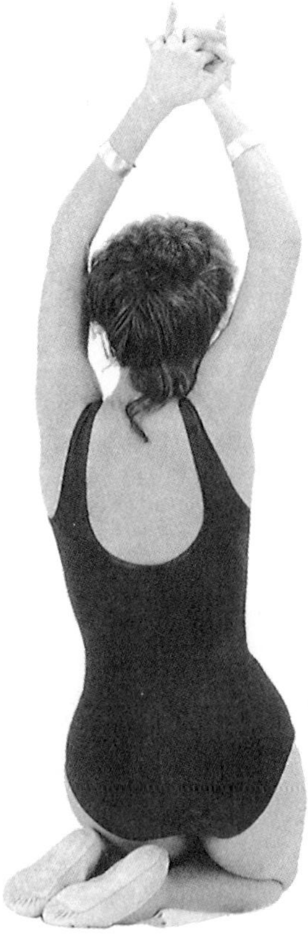

HINWEIS: Diese Übung ist zunächst eine echte Herausforderung, denn sie beansprucht die Kraft des ganzen Körpers. Wenn Sie Probleme mit den Knien haben, können Sie diese Übung auch stehend mit gebeugten Knien ausführen. Die Erfolge werden sich dann nicht ganz so rasch einstellen – doch wie Sie wissen, ist Ihre Gesundheit und Sicherheit sehr viel wichtiger. Die meisten Menschen mit Knieproblemen können gerade aus den nächsten beiden Übungen großen Nutzen ziehen.

Ausführung

■ Sie legen eine Matte unter und sitzen bequem auf den Fersen. Die Knie sind geschlossen, die Beine entspannt.

■ Strecken Sie die Arme über den Kopf, und legen Sie die Hände ineinander. Halten Sie den Rumpf aufrecht – Sie sollen die Streckung im Rücken spüren.

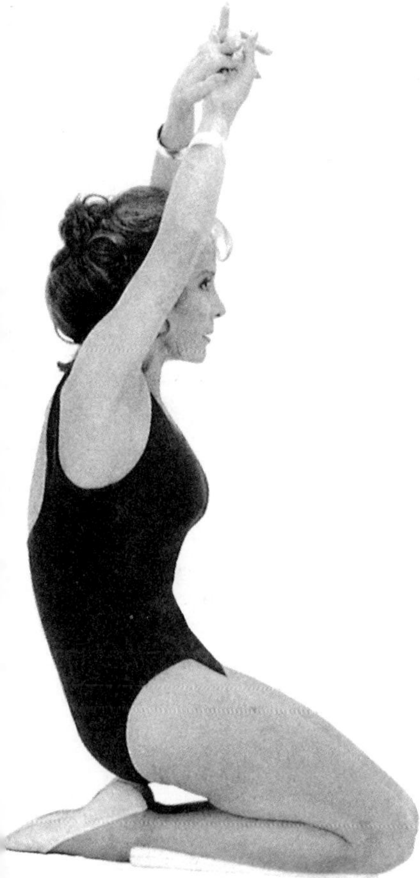

■ Heben Sie Ihren Körper 8 Zentimeter von den Fersen. Wenn das noch zu unbequem ist, auch etwas höher.

■ Wenn Sie auf den Waden Druck empfinden, lehnen Sie den Körper ein wenig vor. Vergleichen Sie das Bild auf Seite 41.

HINWEIS: Der Bewegungsablauf ist ein fortwährendes langsames Kreisen.

■ Bringen Sie jetzt die rechte Hüfte so weit Sie können nach rechts. Dann rollen Sie das Becken nach vorn und kippen es zugleich hoch zum Nabel. Nun schwenken Sie die linke Hüfte ganz weit nach links hinaus – und dann bewegen Sie den Po nach hinten und vollenden damit die Kreisbewegung.

■ Legen Sie eine kurze Atempause ein. Dann bringen Sie sich wieder in die Position und fühlen dabei die Streckung unten im Rücken.

■ Wiederholen Sie die Beckenrotation links herum.

■ Den meisten fällt es schwer, direkt auf den Fußsohlen zu sitzen. Sie können entweder die Fesseln zum Boden neigen – so entsteht eine Mulde für den Po – oder die Zehenballen auf den Boden legen und sitzen dann auf den gestreckten Fersen.

Wiederholungen in beide Richtungen

Arbeiten Sie sich vor auf **5**

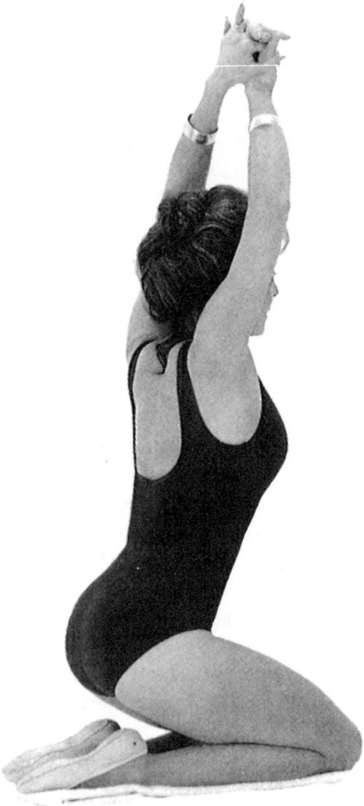

Die Bewegung ist ein weich fließendes Kreisen: Hüfte – Becken – Po – Hüfte. Nur das Becken rotiert ununterbrochen.

HINWEIS: Manche fühlen sich anfangs in den Knien strapaziert. Fahren Sie dennoch sehr behutsam mit der Übung fort, aber nehmen Sie die Knie ein bißchen auseinander. Die Beschwerden vergehen rasch, wenn kein ernstes Problem vorliegt.

Achtung

- Den Körper nicht anspannen.
- Denken Sie an das Becken: Je mehr Sie es vorn zum Nabel kippen können, desto effektiver ist die Übung
- Scheuen Sie keine Atempausen, wann immer nötig.

Beckenschaufel

DIESE ÜBUNG

- strafft die Beinmuskeln besonders vorn und innen an den Schenkeln sowie Bauch, Po und Waden
- streckt die Wirbelsäule

Ausführung

■ Sie knien auf einer Matte: Die Knie sind geschlossen, Ihre Füße nach hinten gestreckt und die Beine entspannt. Halten Sie Arme und Schultern locker und das Rückgrat aufrecht.

■ Strecken Sie die Arme hoch über den Kopf, und legen Sie die Hände ineinander. Die Streckung sollen Sie unten im Rücken spüren.

■ Senken Sie die Arme um 30 Zentimeter nach vorn, und machen Sie den Oberkörper ein bißchen rund. Bei gestreckter Wirbelsäule lassen Sie nun den Po zu den Fersen sinken – aber machen Sie kein Hohlkreuz dabei.

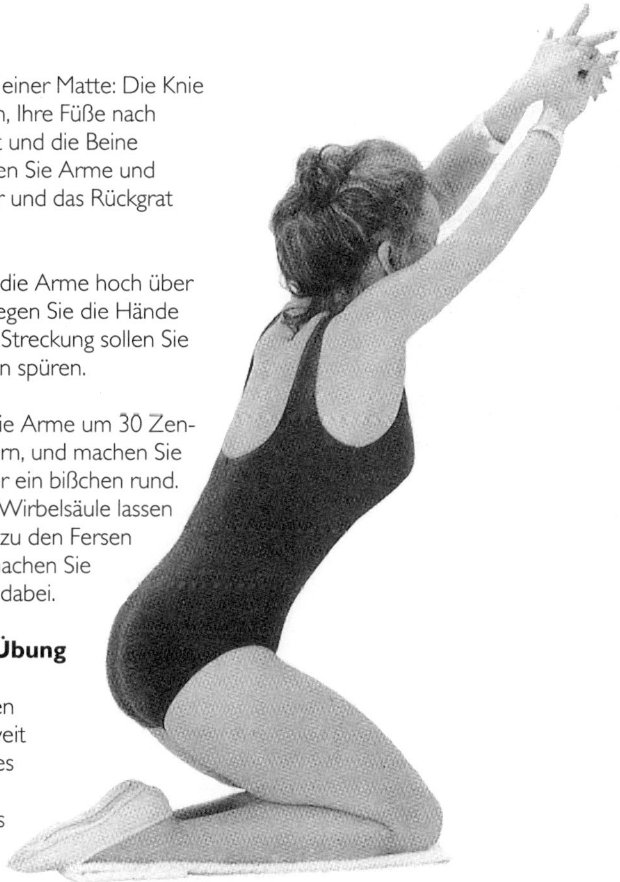

Wenn diese Übung zu schwer ist
Sie brauchen den Rumpf nur so weit zu senken, wie es bequem ist. Sie müssen nicht bis auf die Fersen kommen!

■ Sobald Ihr Po gerade die Fersen berührt, straffen Sie sanft die Pobacken und kippen das Becken in einer langsamen Schaufelbewegung so hoch, wie Sie nur können.

■ Heben Sie die Arme wieder an, bis Sie wie anfangs über den Kopf gestreckt sind.

■ Halten Sie das Becken fortwährend gekippt. Der Po kommt dadurch näher zu den Fersen.

Wiederholungen
Arbeiten Sie sich vor auf **10**

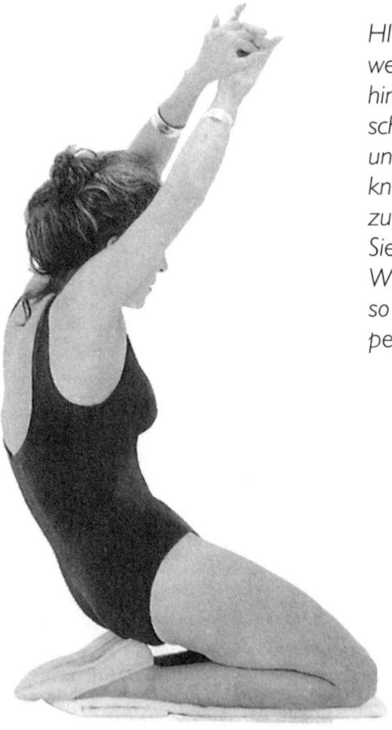

HINWEIS: Je kräftiger Sie sind, desto weiter können Sie Ihre Arme oben nach hinten bringen, wenn Sie sich „zurückschaufeln". Und je weiter Sie Arme und Rumpf bei der Rückkehr in die kniende Position bei gekipptem Becken zurückführen, desto schneller straffen Sie Ihre Schenkelmuskulatur. Die Wirkung auf die Innenschenkel ist um so besser, je höher Sie Ihr Becken kippen.

Belasten Sie Ihre Waden nicht. Wenn Sie bei der Rückkehr zur Startposition Anstrengung oder Ziehen in den Waden spüren, dann beugen Sie Arme und Rumpf etwas vor. Wenn Sie regelmäßig üben, werden Sie die Waden ganz unbewußt entspannen.

Zur Intensivierung
Pressen Sie die Knie zusammen, wenn Sie sich „zurückschaufeln".

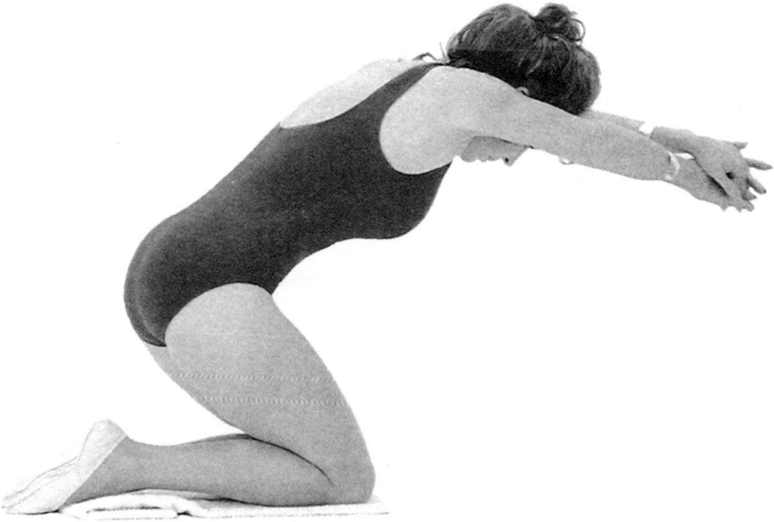

Achtung

- Halten Sie den Körper locker.
- Recken Sie die Arme nicht vorwärts, und halten Sie Arme und Schultern entspannt.
- Das Becken muß bei der Bewegung zurückgekippt sein.
- Wölben Sie nicht den Rücken, wenn der Po sich zu den Fersen senkt.
- Auch der Po muß gestrafft sein, wenn Sie ihn absetzen.
- Seien Sie nicht zu hart gegen sich selbst. Machen Sie Pausen. Entspannen und durchatmen. Und dann nehmen Sie die Startposition wieder ein und fahren fort.

Schenkelstraffung vorn

DIESE ÜBUNG

- streckt Nacken, Brustmuskeln, Wirbelsäule und Schenkel
- strafft Po, Innenschenkel und Bauch

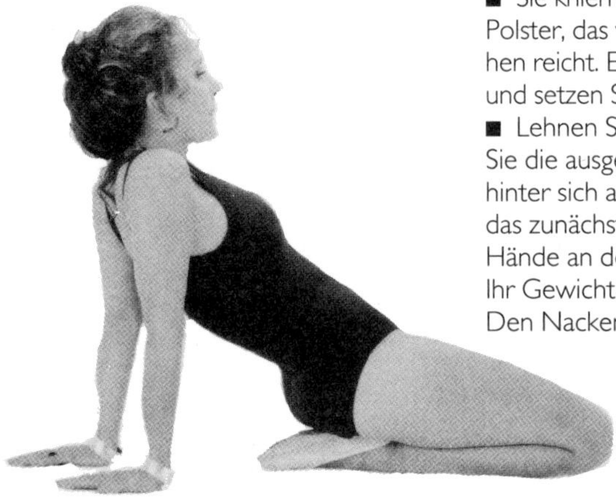

Ausführung

■ Sie knien auf einem Kissen oder Polster, das vom Knie bis zu den Zehen reicht. Entspannen Sie die Füße, und setzen Sie sich auf die Fersen.

■ Lehnen Sie sich zurück, und legen Sie die ausgestreckten Handflächen hinter sich auf den Boden. Fällt Ihnen das zunächst schwer, so legen Sie die Hände an den Seiten auf. Lassen Sie Ihr Gewicht auf die Fersen sinken. Den Nacken lockern.

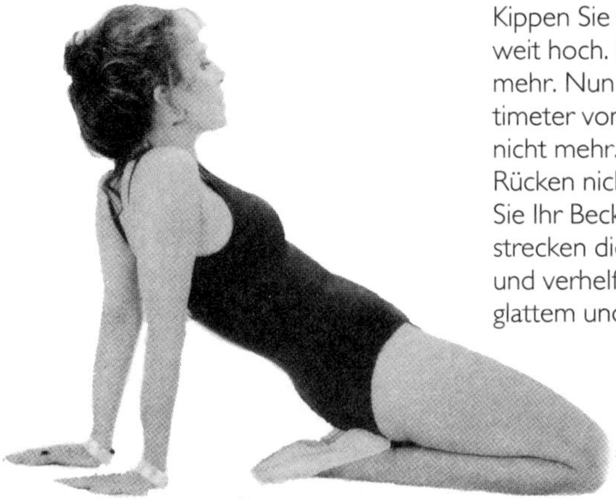

■ So sitzend straffen Sie den Po. Kippen Sie das Becken wieder ganz weit hoch. Dann noch ein bißchen mehr. Nun heben Sie den Po 2 Zentimeter von den Fersen hoch, aber nicht mehr. Wölben Sie dabei den Rücken nicht nach innen. Je besser Sie Ihr Becken kippen, desto mehr strecken die Muskeln Ihre Schenkel und verhelfen ihnen zu schlankem, glattem und straffem Aussehen.

Hinweis: Auf der Seite gegenüber ist unten die Startposition zu sehen. Der untere Rücken ist gestreckt und das Schambein zu erkennen: so sehr ist das Becken hochgekippt. Halten Sie Ihre Knie zusammen und die Schultern locker. Das Becken sollte auch noch gekippt sein, wenn Sie auf den Fersen sitzen. Am Anfang ist es freilich etwas leichter, die Knie ein wenig zu öffnen.

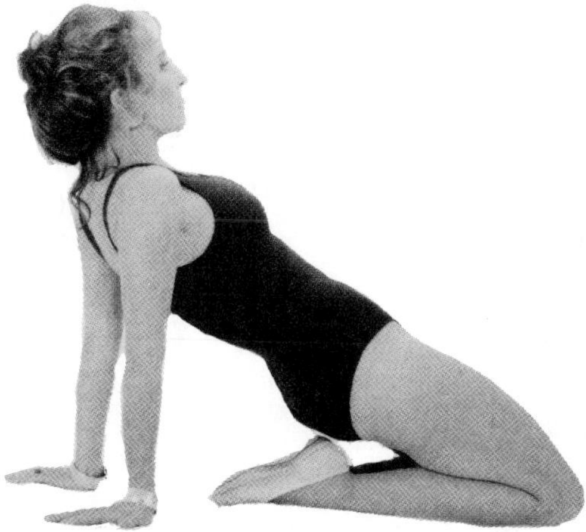

- Bewegen Sie Ihr Becken sanft um 6-12 Millimeter auf und ab.

Wiederholungen

Arbeiten Sie sich vor auf **10**

Achtung

- Wölben Sie den Rücken nicht, halten Sie das Rückgrat gerade.
- Spannen Sie den Nacken nicht an.
- Den Kopf nicht auf oder ab bewegen.
- Vergessen Sie nicht, Ihr Becken zu kippen: Je höher, desto besser die Streckung der Schenkel!
- Stützen Sie sich nicht zu sehr auf die Hände, und blockieren Sie nicht die Ellbogen . Die Arme sollen gerade, aber entspannt sein.
- Halten Sie den ganzen Körper locker.

Schenkeldruck innen

DIESE ÜBUNG

- strafft die Innenseite der Schenkel
- streckt die Wirbelsäule
- stärkt die Muskeln von Bauch, Po, Lenden, Waden und Füßen

Zählen Sie bis 100

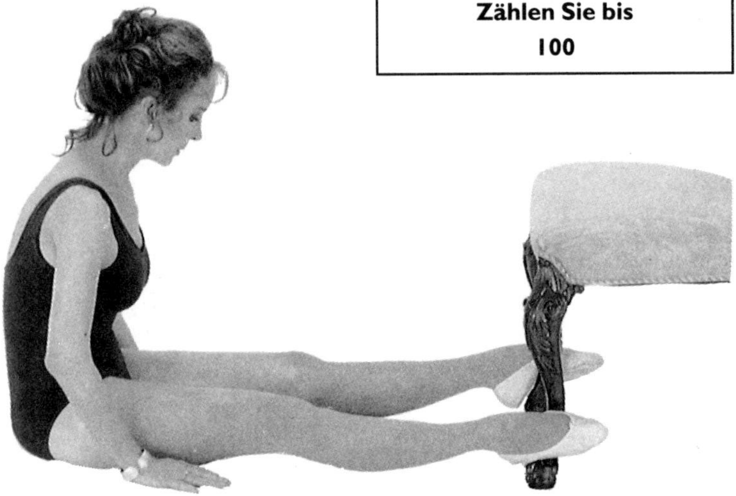

Ausführung

■ Sie sitzen vor einem stabilen Stuhl oder Tischbeinen auf dem Boden. Der Rücken ist aufrecht, die Arme sind an den Seiten, die Hände liegen auf dem Boden.

■ Nun legen Sie die Füße mit der Wölbung an die Möbelbeine, die 30-90 Zentimeter auseinanderstehen sollten. Runden und entspannen Sie den Oberkörper so weit, daß kein Druck im unteren Rücken entsteht.

■ Sie halten die Zehen gestreckt und locker und pressen sie so fest zueinander, als wollten Sie die Stuhlbeine brechen. Die ganze Arbeit geht von der Schenkelinnenseite aus: Am Anfang werden Sie es auch in Waden und Knien spüren, doch sehr bald nur noch in den Schenkeln.

HINWEIS: Wenn Sie merken, daß der untere Rücken dabei belastet wird, müssen Sie den Oberkörper besser runden. Legen Sie Verschnaufpausen ein!
Dies ist eine großartige Gelegenheit zur Streckung des Nackens. Lassen Sie den Kopf in einer sachten, feinen und langsamen Bewegung nach vorn sinken. bis Ihr Kinn die Brust berührt. Oder strecken Sie den Nacken ebenso empor zur Decke.

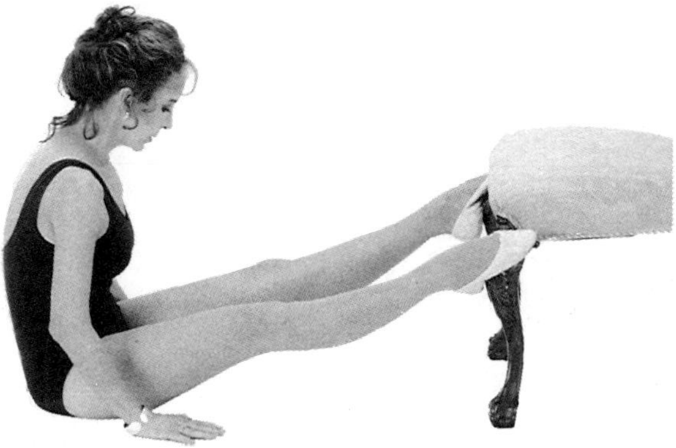

Zur Intensivierung
Legen Sie die Fußwölbung immer ein Stück höher an die Stuhlkanten, solange Sie keinen Rückendruck verspüren.

Zur weiteren Steigerung
Legen Sie die Fersen flach von außen an die Stuhlbeine. Strecken Sie Ihre Zehen nach außen, und pressen Sie fest mit den Fersen nach innen.

Achtung

- Verspannen Sie Ihre Schultern nicht, und halten Sie Hände und Arme leicht und locker.
- Nicht die Beine anspannen!
- Die Knie nicht blockieren.
- Keinesfalls den unteren Rücken belasten!

AUFBAUTRAINING

Das folgende Programm soll Ihnen helfen, Ihre Kräfte allmählich aufzubauen, falls Sie anfangs mit dem Callanetics Schnellkurs noch Schwierigkeiten haben.

Die Hüftstreckung und die beiden Nackenübungen dienen zum Aufwärmen und lockern den Körper, ehe Sie sich an die speziellen Übungen für die Beine machen.

1. bis 4. Tag

Hüftstreckung

Die Alternative zu Hüftgürtel und Korsett!

DIESE ÜBUNG
• streckt Taille, Wirbelsäule, Schulterrücken und Unterarme • macht die Taille schlank

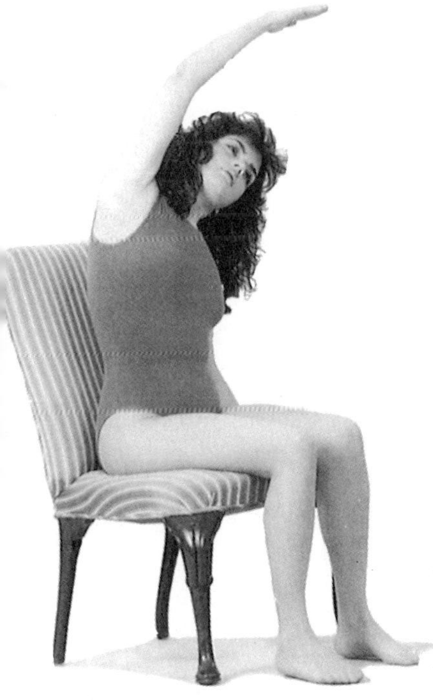

Ausführung

■ Sie sitzen aufrecht in einem Lehnstuhl und legen den linken Arm auf die Stütze. Wenn es ein Stuhl ist wie hier, legen Sie einfach die Handfläche neben sich auf den Sitz.

■ Mit geradem Rücken recken Sie langsam den rechten Arm in die Höhe, Handfläche nach innen. Der Arm liegt am Ohr, und Sie sollen die Streckung von der Taille aufwärts bis hinauf in den Unterarm spüren. Nun versuchen Sie, noch ein wenig höher zu kommen und dann sanft hinüber zur linken Seite: Dabei bewegen sich Arm und Oberkörper so, als seien sie miteinander verwachsen.

■ Wenn Sie den äußersten Punkt nach links erreicht haben, bewegen Sie sich 6-12 Millimeter hinüber und zurück: in dreifach verlangsamter Bewegung und ohne jedes Rucken und Wippen!

■ Wenn Sie die Seite wechseln oder die Übung beenden, senken Sie langsam den Arm und richten sich in der Wirbelsäule auf, bis Sie die Ausgangsposition erreichen.

HINWEIS: Wenn Sie Probleme mit dem unteren Rücken oder ein Hohlkreuz haben, können Sie diese Übung auch leicht nach vorn geneigt ausführen.

Achtung

- Wippen Sie nicht.
- Verkrampfen Sie nicht in Schultern oder Nacken.
- Machen Sie kein Hohlkreuz, und strecken Sie auch den Bauch nicht heraus.

Wiederholungen nach beiden Seiten			
1. Tag	2. Tag	3. Tag	4. Tag
25	**30**	**40**	**50**

Nackenlockerung I

Um die Spannung aufzubrechen

DIESE ÜBUNG

- lockert Nacken und Schultern
- streckt die Wirbelsäule
- steigert die Gelenkigkeit
- nimmt die Spannung im Nacken und zwischen den Schulterblättern

Ausführung

■ Sie sitzen aufrecht in einem Stuhl oder stehen gerade mit lockeren Knien und den Füßen hüftbreit gegrätscht. Entspannen Sie die Schultern, bis Sie das Gefühl haben, daß sie fast in den Boden sinken, und dann den ganzen Körper. Achten Sie darauf: kein hohles Kreuz, und nicht den Bauch herausstrecken!

■ In dreifach verlangsamter Bewegung strecken Sie nun den Nacken empor. Zugleich lassen Sie Ihr Kinn sinken, bis es auf der Brust ruht. Halten Sie die Kinnlade locker und die Schultern gerade zurück und entspannt.

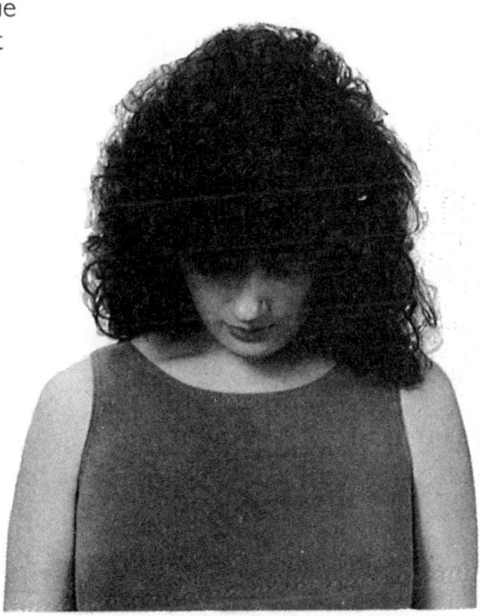

■ Jetzt führen Sie Ihren Kopf sanft mit dem Kinn zur rechten Schulter, bis Ihre Nase gerade darüber steht. Schauen Sie über die Schulter zurück, und strecken Sie den Nacken noch ein bißchen mehr. Und nun zählen Sie bis fünf.

■ Der Nacken bleibt gestreckt, wenn Sie das Kinn dann in einer einzigen fortlaufenden Bewegung langsam zur Brust hinab und weiter zur linken Schulter hinauf bringen. Sie schauen wieder weit zurück und zählen bis fünf. Dann richten Sie den Kopf sanft geradeaus. Dies gilt als eine Folge.

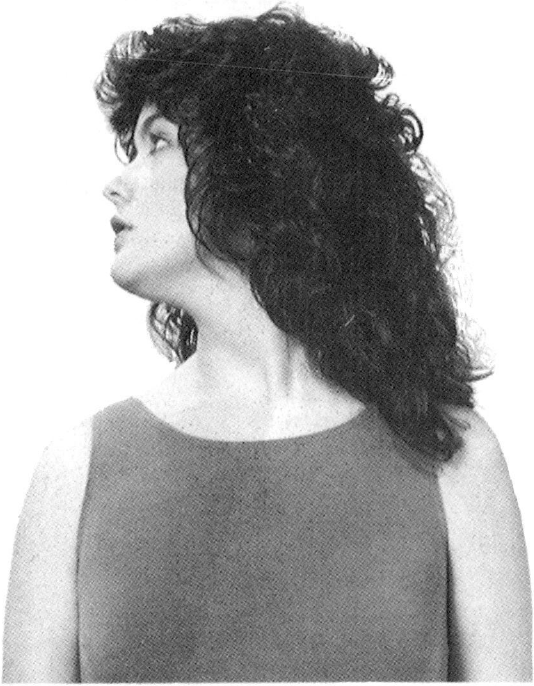

Wiederholungen nach beiden Seiten			
1. Tag	2. Tag	3. Tag	4. Tag
2	**3**	**4**	**5**

Achtung

- Vermeiden Sie harte und abrupte Bewegungen, denn sie könnten Ihrem Nacken schaden.
- Ziehen Sie die Schultern nicht hoch oder an.
- Verkrampfen Sie nicht die Kinnlade; es hilft, die Lippen ein wenig zu öffnen.
- Blockieren Sie die Knie nicht.
- Strecken Sie Po oder Bauch nicht heraus.

Nackenlockerung 2

Entspannung auf die einfachste Art

DIESE ÜBUNG

- lockert Nacken und Schultern
- streckt die Wirbelsäule
- hält den Nackenbereich flexibel

Ausführung

■ Dies können Sie im Sitzen oder Stehen üben.

■ Sie sitzen gerade in einem Stuhl oder stehen aufrecht mit den Füßen hüftbreit auseinander und gebeugten Knien. Entspannen Sie Schultern und Arme.

■ Strecken Sie den Nacken so hoch es irgend geht. Schauen Sie geradeaus, und denken Sie an die entspannte Kinnlade. Sie sollten das Gefühl haben, als sänken Ihre Schultern in den Boden und ein Faden an der Decke zöge Ihren Nacken noch mehr in die Höhe.

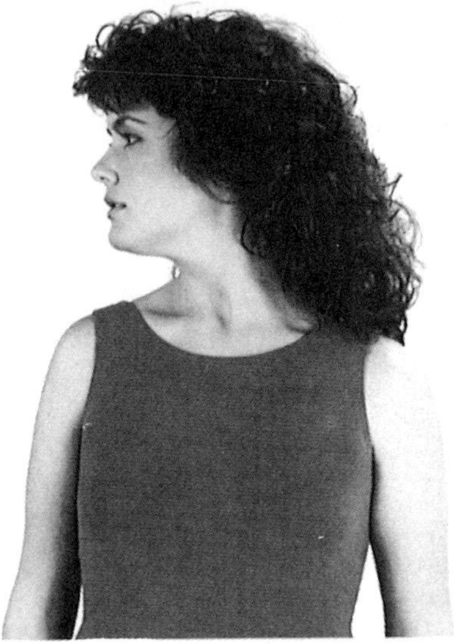

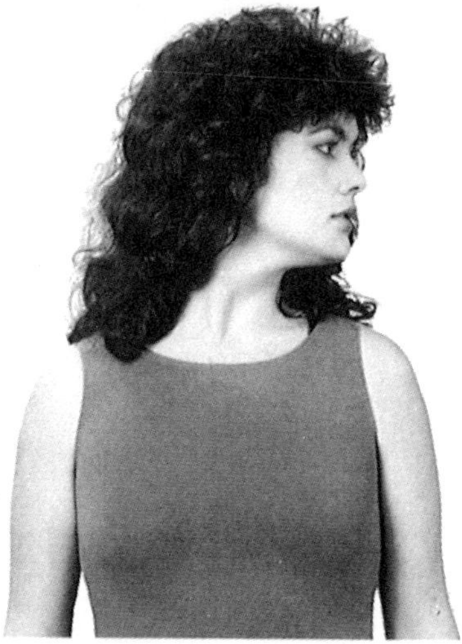

■ Jetzt wenden Sie den Kopf so weit es geht ganz sanft und dreifach verlangsamt nach rechts, bis Sie eine leichte, angenehme Dehnung verspüren. Dann drehen Sie den Kopf sehr langsam in einer fortlaufenden Bewegung nach links. Schauen Sie zurück über die Schultern - aber diese dürfen sich nicht mitdrehen, sondern bleiben gerade!

Achtung

- Drehen Sie weder den Körper noch die Schultern.
- Die Knie nicht blockieren.
- In Schultern und Nacken nicht verkrampfen.
- Strecken Sie Po oder Bauch nicht heraus.

Wiederholungen nach beiden Seiten

1. Tag	2. Tag	3. Tag	4. Tag
2	**3**	**4**	**5**

Beckenwelle

Für lange, schlanke Beine!

DIESE ÜBUNG

- stärkt und strafft Beine, Po und Unterleibsmuskulatur
- streckt die Wirbelsäule und den Rücken zwischen den Schulterblättern
- macht das Becken beweglich
- wirkt auf die Schenkel vorn und innen, auf Füße, Fesseln und Waden

Ausführung

■ Sie stehen vor Ihrer Stütze – einem Tisch, einem Pult, einem Sofarücken oder einer Sessellehne –, irgend etwas, das Ihr Gewicht trägt. Es muß nur höher sein als die Mitte Ihrer Schenkel.

■ Halten Sie sich mit geraden, doch entspannten Armen daran fest. Ihr Abstand sollte 30–45 Zentimeter betragen. Die Fersen stehen bequem auseinander, die Knie sind gebeugt, die Füße zeigen auswärts. Entspannen Sie Ihren Körper vollkommen.

Achtung

■ Strecken Sie weder Po noch Bauch heraus.
■ Den Po nicht tiefer senken als bis zu den Knien.
■ Die Schultern nicht verkrampfen.

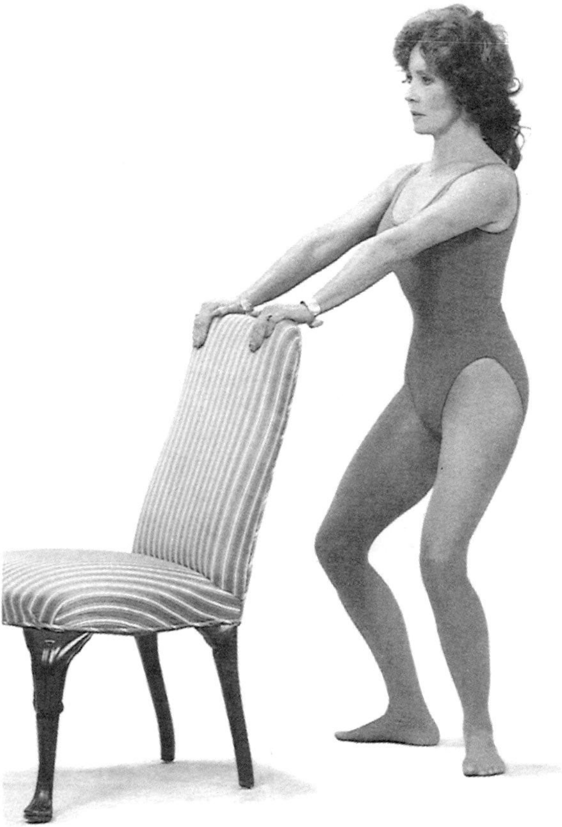

■ Sie halten die Wirbelsäule ganz aufrecht gestreckt und die Schultern gerade und beugen sich so in den Knien um 3 Zentimeter. Dann straffen Sie, dreifach verlangsamt, die Pobacken und kippen Ihr Becken hoch. Mit ein bißchen Mühe geht das viel höher, als Sie denken. Halten Sie die Position und zählen Sie bis fünf – dann geben Sie das Becken langsam frei.

■ Senken Sie jetzt den Körper in den Knien 3 Zentimeter tiefer. Kippen Sie das Becken hoch, zählen Sie bis fünf – dann wieder lösen. Und nun umgekehrt: 3 Zentimeter hoch, Becken kippen, bis fünf zählen, lösen. Und noch einmal: 3 Zentimeter höher, Becken kippen, bis fünf zählen, lösen. Das Ganze ist eine Folge.

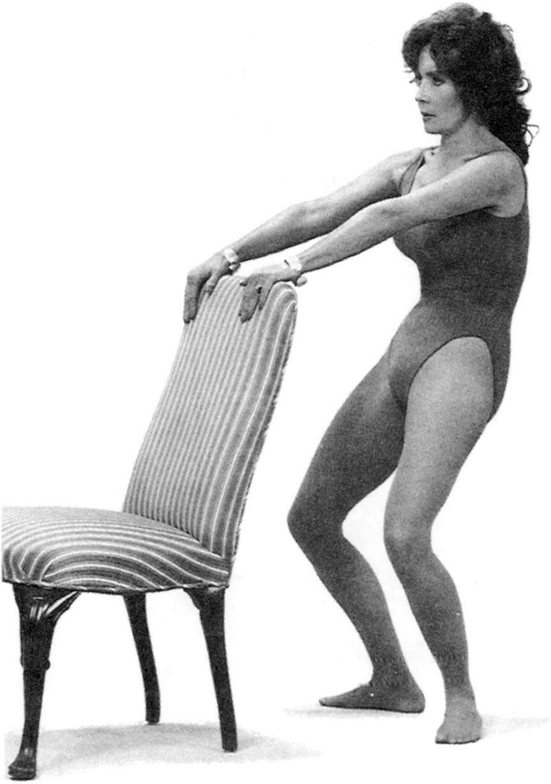

HINWEIS: Am Anfang werden Sie kaum feststellen, wie sehr sich Ihr Becken in einer weichen und fließenden Bewegung einrollen kann. Je mehr Sie den Körper entspannen, desto leichter gelingt das - und desto schneller sind die Fortschritte!

Wiederholungen			
1. Tag	2. Tag	3. Tag	4. Tag
2	**2**	**2**	**2**

Balance

Großartig für die Beinformung

DIESE ÜBUNG
• streckt und strafft die Beinmuskeln besonders an den Schenkeln vorn und innen

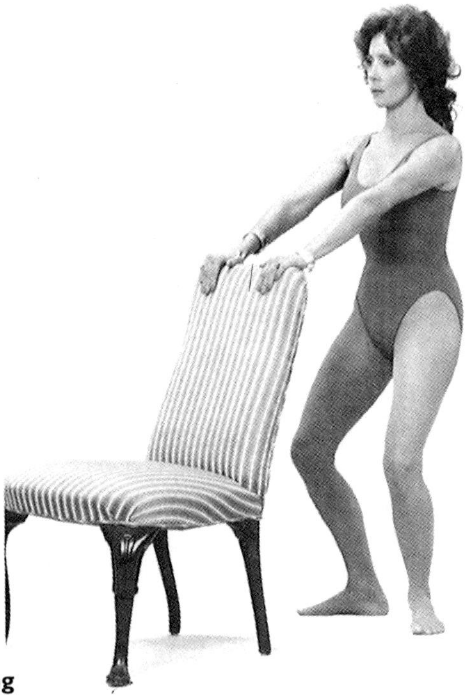

Ausführung

■ Sie stehen 30-45 Zentimeter vor der Stütze und legen die Hände mit gestreckten, doch entspannten Armen darauf. Ihre Beine sind locker, die Knie gebeugt, die Füße in bequemem Abstand flach auf dem Boden und leicht auswärts gekehrt.

■ In dreifach verlangsamter Bewegung beugen Sie sich sanft in den Knien und senken den Körper so tief wie Sie nur können, ohne daß sich die Fersen vom Boden lösen. Versuchen Sie, den Körper aufrecht zu halten, vor allem das Rückgrat, und heben Sie sich so in die Ausgangsposition zurück. Dann wiederholen.

HINWEIS: Bei schwachen Beinmuskeln haben Sie anfangs das Gefühl, mit jeder Faser Ihres Körpers an der Stütze zu hängen. Doch wenn die Kräfte in den Beinen zunehmen, stehen Sie automatisch aufrechter und in einer Armlänge Abstand von und in leichter Berührung auf der Stütze.

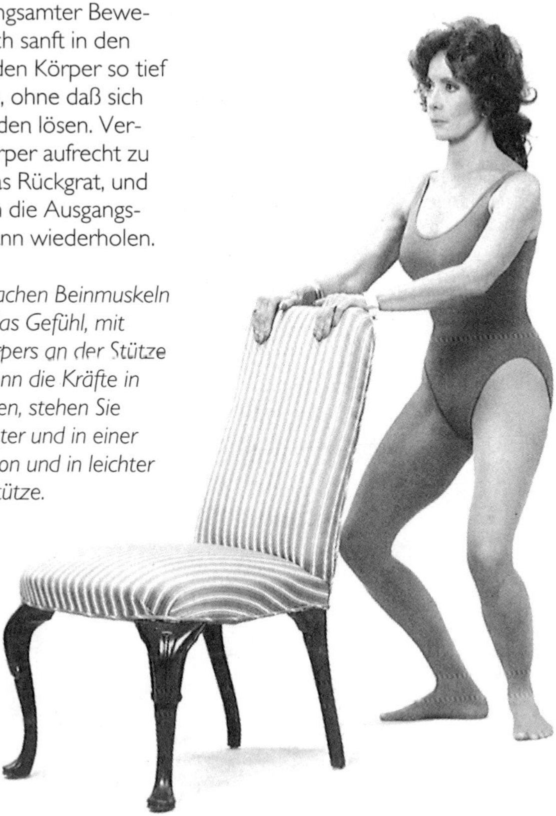

■ Die Tiefe der Position ist nicht so wichtig wie die eine fließende Bewegung ab und auf – und das in dreifach verlangsamtem Ablauf!

Achtung

- Strecken Sie weder Po noch Bauch heraus.
- Verkrampfen Sie die Schultern nicht.

Wiederholungen

1. Tag	2. Tag	3. Tag	4. Tag
2	**2**	**2**	**3**

Kniedehnung

Wenn diese Beinstreckung Ihren Ischiasnerv reizt oder andere Rückenbeschwerden hervorruft, dann gehen Sie gleich zur alternativen nächsten Übung weiter und wiederholen sie doppelt so oft wie angegeben.

DIESE ÜBUNG

- streckt Nacken und Wirbelsäule, die Muskeln zwischen den Schulterblättern, den Po und die Schenkel innen, Kniemuskulatur und Waden

HINWEIS: Probieren Sie zuerst behutsam aus, welche Position und Höhe für Sie geeignet ist.

Ausführung

■ Bei dieser Übung sollte Ihre Stütze nicht höher sein als Ihre Knie: ein Schemel oder ein Sofa.

■ Sie stehen vor der Stütze und legen die rechte Ferse darauf. Der Standfuß zeigt nach vorn, das Knie ist leicht angewinkelt. (Wegen der Balance müssen Sie den Fuß vielleicht ein wenig auswärts stellen.) Halten Sie das angehobene rechte Bein gebeugt, das linke Bein ist entspannt.

■ Legen Sie die Hände voreinander auf Ihren rechten Schenkel. Richten Sie die Ellbogen auswärts, um die Schulterpartie zu strecken.

■ Dreifach verlangsamt beugen Sie den Rumpf zum Knie, bis Sie die Dehnung spüren. Dann halten Sie ein, bis sich die Muskeln entspannen und Sie sich noch ein wenig weiter vorneigen können.

■ Bewegen Sie aus dieser Position Ihren Rumpf um 6-12 Millimeter zum Knie und zurück. Wenn Sie jetzt schon eine starke Dehnung spüren, halten Sie einfach bis zur angegebenen Zahl die Position. Achten Sie auf die Entspannung des Körpers, besonders von Nacken und Knien.

■ Zum Abschluß heben Sie langsam den Körper, nehmen in Zeitlupe das Bein von der Stütze und setzen es zu Boden.

- Die gleiche Übung folgt mit dem linken Bein.

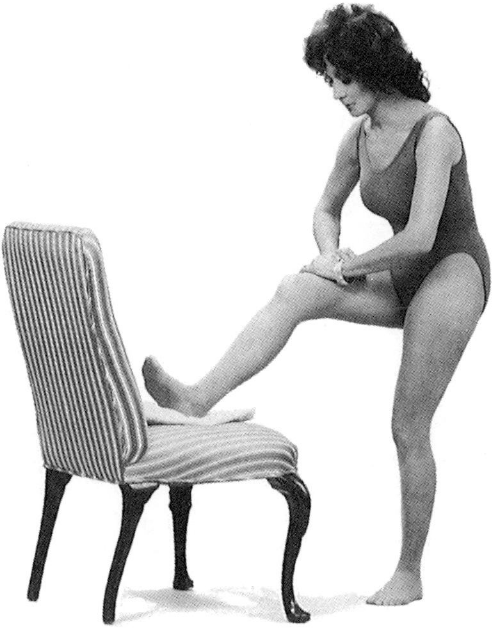

HINWEIS: Wenn Sie eine intensivere Streckung wünschen, setzen Sie das Standbein weiter entfernt von der Stütze auf und versuchen, das erhobene Bein noch mehr zu strecken. Wenn die Stützkante auf Ihre Fesseln drückt, legen Sie ein dickes Polster unter.

Achtung

- Blockieren Sie keins Ihrer Knie!
- Legen Sie die Hände nicht auf die Knie.
- Helfen Sie nicht durch Rucken von Nacken oder Rumpf nach.
- Verspannen Sie Nacken und Schultern nicht.

Wiederholungen nach beiden Seiten

1. Tag	2. Tag	3. Tag	4. Tag
15	**15**	**20**	**20**

Knie- und Wadenstreckung

DIESE ÜBUNG

• streckt Nacken, Wirbelsäule und die Muskeln zwischen den Schulterblättern, die Schenkel innen, die Beine hinten und besonders die Kniesehnen

• strafft die Brustmuskulatur

Ausführung

■ Sie liegen entspannt auf dem Rücken. Die Knie sind gebeugt und die Füße in Hüftbreite und bequemem Abstand vom Po flach auf dem Boden. Die Arme liegen an den Seiten.

■ Fassen Sie mit beiden Händen hinter den rechten Schenkel, strecken Sie die Ellbogen zur Seite, und ziehen Sie das rechte Knie so weit es geht zum Kinn.

■ Der Kopf bleibt auf dem Boden, wenn Sie nun langsam Ihr Bein, so weit es Ihnen ohne Mühe gelingt, zur Decke strecken.

■ Zählen Sie bis zehn, und bewegen Sie das Bein dann sanft um einen Zentimeter vor und zurück. Es ist sehr wichtig, daß Sie bei diesen feinen Impulsen nicht wippen. Wenn Sie zuvor schon eine starke Dehnung spüren, belassen Sie es beim Zählen.

■ Zum Schluß lösen Sie die Arme und senken das Bein dreifach verlangsamt in die Ausgangsposition.

■ Dann wiederholen Sie das gleiche links.

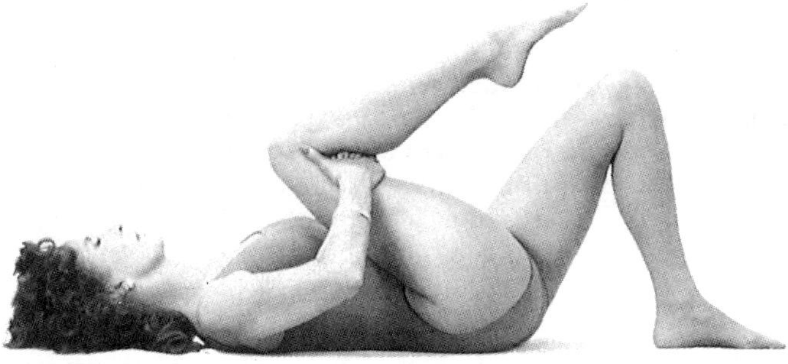

HINWEIS: Die Kniesehnen sind in der Regel am dichtesten und bei sehr vielen Menschen extrem verspannt. Haben Sie also Geduld. Es kann mehr als 30 Tage dauern, Sie richtig zu strecken. Doch es geschieht immer, wenn Sie diese Übung machen, und jedesmal ein bißchen mehr! Versuchen Sie, sich beim Zählen in der Startposition allmählich von 10 auf 30 Sekunden zu steigern, ehe Sie mit den Wiederholungen beginnen.

Wiederholungen nach beiden Seiten			
1. Tag	2. Tag	3. Tag	4. Tag
15	**15**	**15**	**20**

Achtung

- Nicht wippen.
- Ziehen Sie das Bein nicht gewaltsam heran.
- Erzwingen Sie seine Streckung nicht.
- Halten Sie den Nacken locker.

Beckenrotation

Diese wie die folgende Übung entstanden aus einem Bewegungsablauf, den ich beim Bauchtanz erlernte. Die meisten stellen mit Vergnügen die Beweglichkeit zur Schau, die sie speziell aus dieser Übung gewinnen. Sie werden sehen: Elvis Presley hatte die richtige Idee!

DIESE ÜBUNG

- strafft die Muskeln von Po, Schenkeln und Innenschenkeln, im unteren Rücken, von Bauch und Becken
- streckt Arme und Wirbelsäule
- lockert den Beckenbereich

HINWEIS: Fast jedem fällt diese Übung am Anfang schwer, weil die Rotationen so viele Muskelgruppen des Körpers einbeziehen. Einige von ihnen haben Sie wahrscheinlich nie im Leben beansprucht – und jetzt sollen sie miteinander etwas vollbringen, was ihnen völlig fremd ist! Urteilen Sie also nicht so hart über sich: Tun Sie Ihr Bestes!

Mit jeder Übung bauen Sie die Kraft in diesen verschiedenen Muskeln auf, und innerhalb kurzer Zeit werden Sie diese schönen, fließenden und verführerischen Bewegungen richtig genießen. Die Lockerung des Beckenbereichs ist sehr wichtig, denn sie hat einen enormen Einfluß auf Beine und Rumpf: Wenn dieser Bereich versteift ist, fehlt Ihnen die eigentlich angeborene Beweglichkeit. Die Übung kann Ihnen helfen, die jugendliche Geschmeidigkeit und das freie Gefühl Ihrer Kindheit wiederzugewinnen.

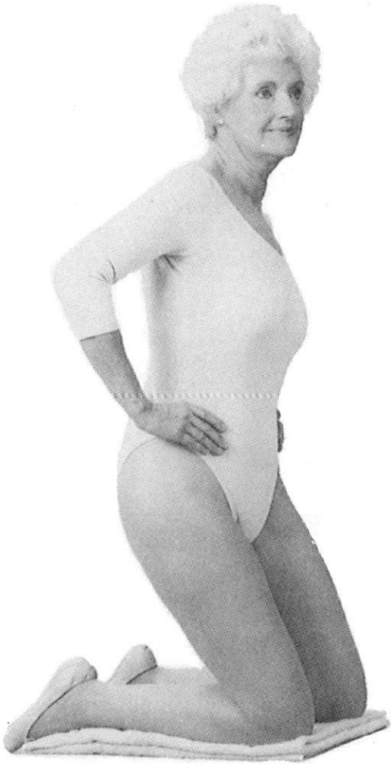

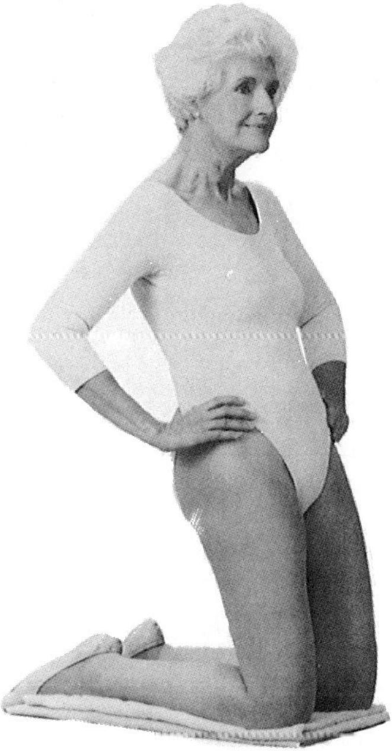

Ausführung

- Sie knien in Hüftbreite auf einem Kissen oder einer weichen Unterlage, die von den Füßen bis zu den Knien reicht. Legen Sie die Hände auf die Hüften, und senken Sie den Rumpf etwa 8 Zentimeter ab.

- Nun bewegen Sie, sanft und dreifach verlangsamt, Ihre Hüften (nicht den Körper!) so weit Sie können nach rechts. Dann drehen Sie Ihr Becken langsam nach vorn. Versuchen Sie, es ganz zum Nabel zu kippen, und dann rotieren Sie mit den Hüften so weit es geht nach links.

■ Jetzt strecken Sie den Po nach hinten – aber dabei machen Sie kein Hohlkreuz, sondern dehnen eher den Rücken, so daß Sie es unten in der Wirbelsäule spüren. Dann schließen Sie die Kreisbewegung zur rechten Hüfte.

■ Ganz nach Ihrem eigenen Tempo wiederholen Sie die Rotation nun rechtsherum und dann linksherum. Machen Sie eine Pause, wenn Ihnen danach ist.

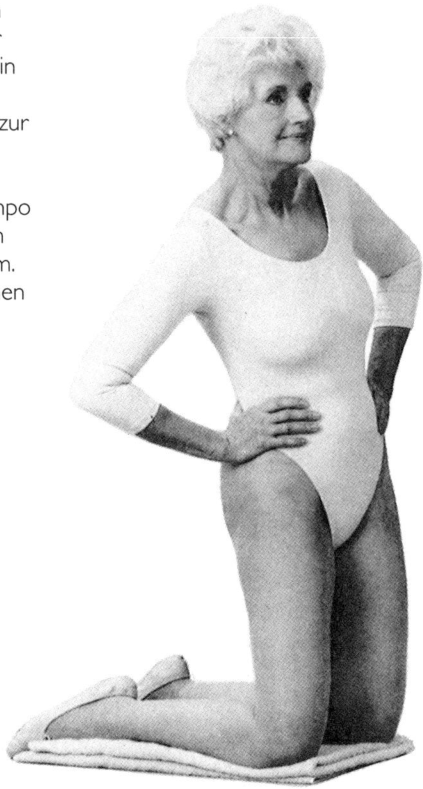

Achtung

- Wölben Sie nicht den Rücken.
- Strecken Sie nicht den Bauch heraus.
- Tun Sie nicht zu viel zu schnell!

Wiederholungen in beide Richtungen

1. Tag	2. Tag	3. Tag	4. Tag
2	**2**	**2**	**2**

Beckenschaufel

Anmutig, fließend ... verschönernd!

DIESE ÜBUNG

- strafft die Beinmuskeln, besonders vorn und innen an den Schenkeln, Bauch, Po und Waden
- streckt die Wirbelsäule

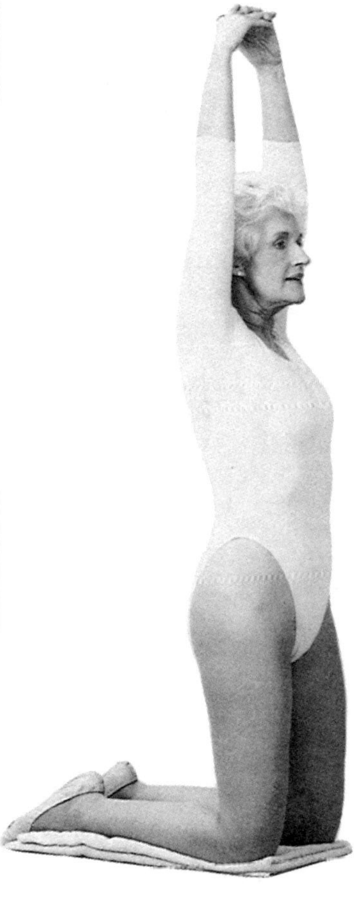

Ausführung

■ Sie knien in Hüftbreite auf einem Kissen oder Polster, das die Beine von Fuß bis Knie schützt.
Führen Sie die Arme gerade über den Kopf, legen Sie die Hände ineinander, und strecken Sie Oberkörper und Nacken so, als wollten Sie länger werden, bis Sie es unten im Rücken spüren.

Achtung

■ Wölben Sie den Rücken nicht.
■ Rucken Sie das Becken nicht hoch.

■ Strecken Sie sich weiter, wenn Sie jetzt langsam den Po 10 Zentimeter senken; die Gesäßmuskeln straffen und allmählich das Becken hochkippen. Zählen Sie in dieser Position bis drei. Ihre Arme werden sich nach vorn bewegen, wenn Sie Ihr Becken kippen.

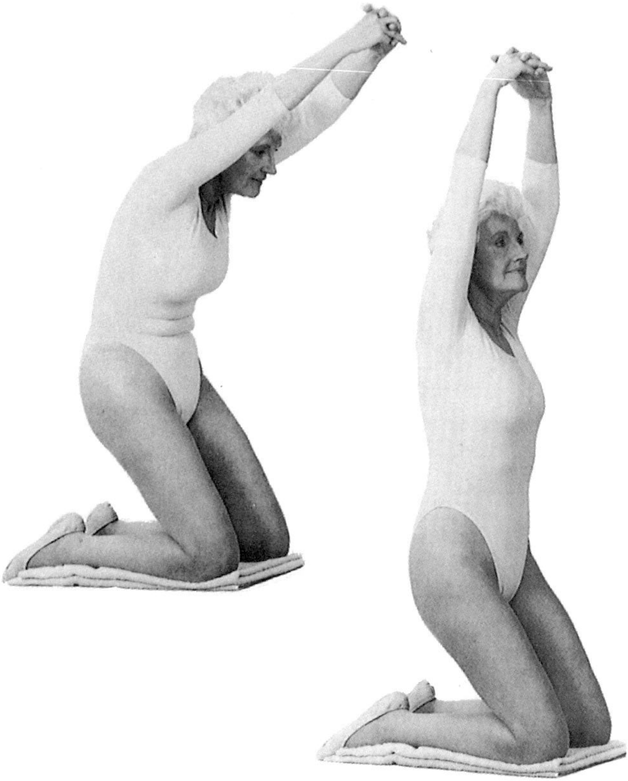

■ Dreifach verlangsamt und mit gekipptem Becken führen Sie Ihren Körper dann aus den Hüften zurück in die Ausgangsposition. Achten Sie auf die andauernde Streckung während dieser ruhigen, wellenförmigen und kraftvollen Bewegungen!

Wiederholungen			
1. Tag	2. Tag	3. Tag	4. Tag
2	**2**	**2**	**2**

Schenkelstraffung vorn

Für straffe, schlanke, schöne Schenkel

DIESE ÜBUNG

- streckt den Nacken, die Brustmuskeln, die Wirbelsäule und die Schenkel
- strafft Po, Innenschenkel und Bauch

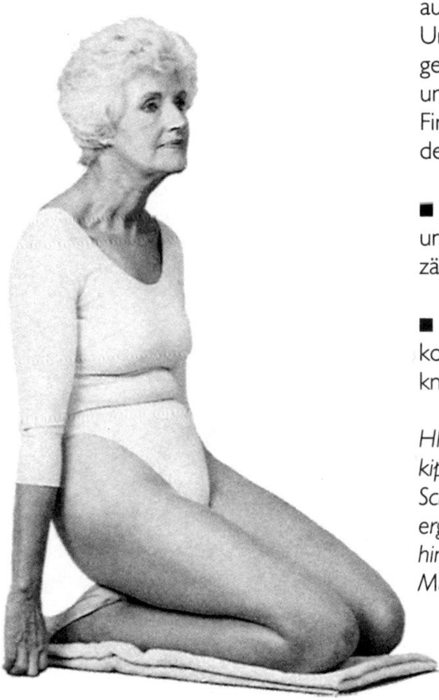

Ausführung

■ Zum Schutz der Beine knien Sie auf einem Kissen oder einer weichen Unterlage. Dann setzen Sie sich mit geschlossenen Knien auf die Fersen und stützen sich mit eingerollten Fingerknöcheln neben den Zehen auf dem Boden ab.

■ So hockend straffen Sie den Po und kippen das Becken. Und dann zählen Sie.

■ Lockern Sie die Pomuskeln, und kommen Sie mit Hilfe der Fingerknöchel wieder in den Fersensitz.

HINWEIS: Je besser Sie das Becken kippen, desto mehr strecken Sie die Schenkelmuskeln. Dieses Stretching ergänzt die Beckenübungen und verhindert die Entwicklung ausgeprägter Muskelstränge.

Achtung

- Wölben Sie den Rücken nicht, und strecken Sie nicht den Bauch heraus.
- Halten Sie den Körper locker.
- Ziehen Sie nicht die Schultern hoch.

Zählen Sie bis

1. Tag	2. Tag	3. Tag	4. Tag
10	**10**	**15**	**15**

Schenkeldruck innen

Mit dem Älterwerden neigen unsere Innenschenkel dazu, wabbelig zu werden. Durch diese Übung werden sie glatt und straff.

DIESE ÜBUNG

- strafft die Schenkelinnenseite
- streckt die Wirbelsäule
- stärkt die Muskeln von Bauch, Po, Lenden, Waden und Füßen

HINWEIS: Für diese Übung brauchen Sie einen robusten Gegenstand, an den Sie Ihre Beine pressen können. Es kann ein Pult sein, ein Tisch, ein Stuhl oder sogar ein Aktenschrank. Die Breite ist egal, solange es nur bequem für Sie ist. Sie werden staunen, wie stark Ihre Innenschenkelmuskeln durch diese Kontraktion werden!

Ausführung

■ Sie sitzen mit ausgestreckten Beinen vor dem von Ihnen ausgewählten Möbelstück. Beugen Sie die Knie ein wenig, und legen Sie die Wölbung der Füße an seine Seiten.

■ Machen Sie den Rücken oben rund, und lassen Sie die Schultern ruhig ein wenig herabhängen. Die Arme sind locker und die Handflächen seitlich auf dem Boden. Wenn Sie sich zu rasch und zu früh aufrichten, bringen Sie zu viel Druck in den unteren Rücken.

■ Mit gebeugten Knien pressen Sie nun so fest Sie können die Füße zusammen. Zählen Sie so weit, wie es geht – dann lösen Sie den Druck. Die Wirkung ist sehr viel besser, wenn Sie andauernd pressen und nicht nur den Druck halten!

HINWEIS: Am Anfang werden Sie diese Übung mächtig in den Waden und an den Knieinnenseiten spüren. Aber dann merken Sie, wie die Schenkel innen arbeiten.

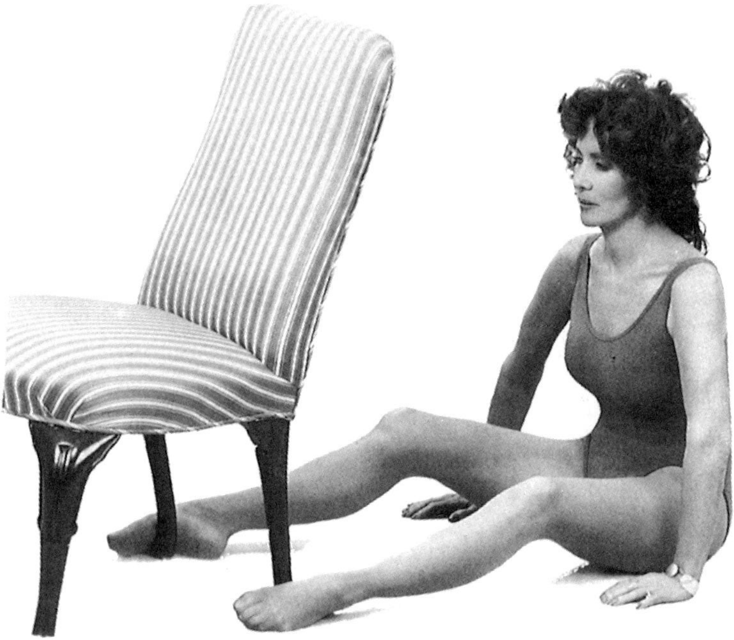

Achtung

- Nicht pressen und dann nachlassen: Halten Sie den Druck während des Zählens.
- Nicht die Schultern anspannen.

Zählen Sie bis			
1. Tag	2. Tag	3. Tag	4. Tag
25	**25**	**25**	**25**

5. bis 9. Tag

Hüftstreckung

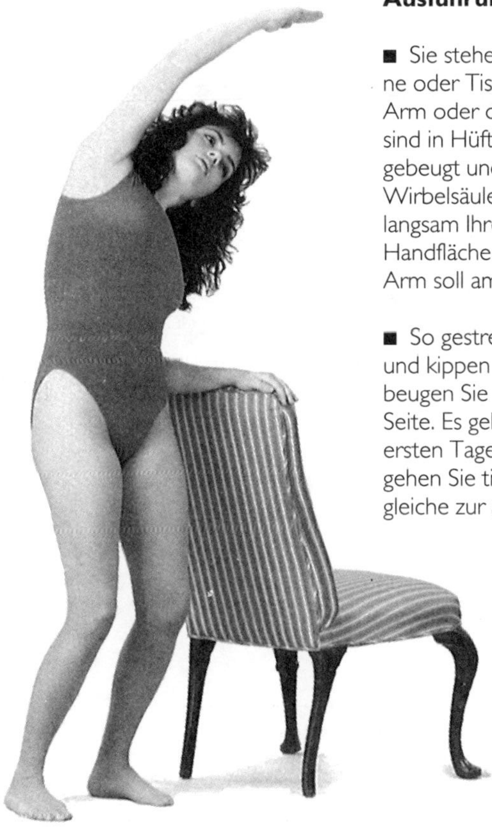

Ausführung

■ Sie stehen an der Stütze (Stuhllehne oder Tisch) und legen den linken Arm oder die Hand darauf. Die Füße sind in Hüftbreite gegrätscht, die Knie gebeugt und locker. Halten Sie die Wirbelsäule gerade, und strecken Sie langsam Ihren rechten Arm mit der Handfläche nach innen empor. Der Arm soll am Ohr liegen.

■ So gestreckt straffen Sie den Po und kippen das Becken ein. Dann beugen Sie sich hinüber zur linken Seite. Es geht weiter wie in den ersten Tagen (S. 47). Zum Abschluß gehen Sie tief in die Knie. Dann das gleiche zur anderen Seite.

HINWEIS: Am Anfang müssen Sie sich vielleicht ein wenig vorneigen und können den Arm kaum gestreckt und am Ohr halten. Doch mit der Zeit reichen Sie viel weiter zur Seite und fühlen die Streckung nicht mehr in der Taille, sondern von der Hüfte bis in die Hand!

Achtung

- Nicht wippen!
- Verspannen Sie Schultern und Nacken nicht.
- Wölben Sie nicht das Kreuz, strecken Sie den Bauch nicht heraus.
- Die Knie nicht blockieren.

Wiederholungen nach beiden Seiten				
5. Tag	6. Tag	7. Tag	8. Tag	9. Tag
30	**40**	**50**	**60**	**75**

Nackenlockerung I

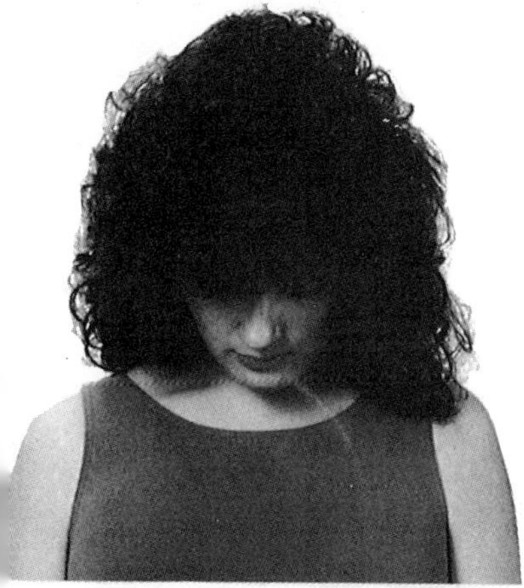

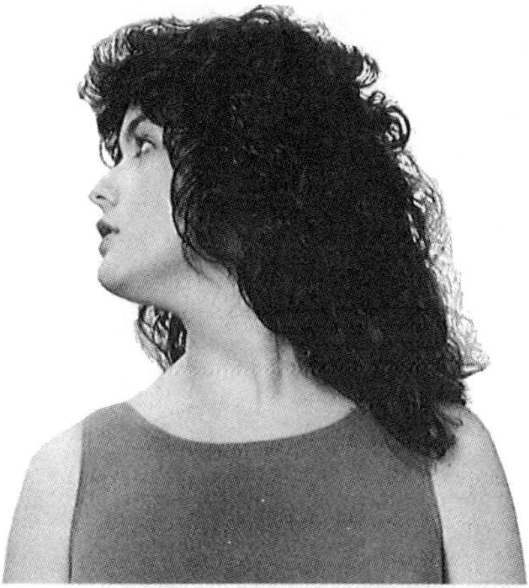

Ausführung

■ Wie in den ersten Tagen (S. 49). Wenn Sie bislang im Sitzen geübt haben, versuchen Sie es nun im Stehen mit leicht gebeugten Knien. Wenn Ihre Muskeln locker und gedehnt werden, spüren Sie, daß Sie den Nacken ohne Anspannung der Schultern viel weiter strecken können.

Achtung

- Machen Sie keine harten oder abrupten Bewegungen.
- Ziehen Sie die Schultern nicht hoch oder an.
- Verkrampfen Sie nicht die Kinnlade.
- Die Knie nicht blockieren.
- Den Bauch nicht herausstrecken, und das Kreuz nicht wölben.

Wiederholungen nach beiden Seiten				
5. Tag	6. Tag	7. Tag	8. Tag	9. Tag
5	**5**	**5**	**5**	**5**

Nackenlockerung 2

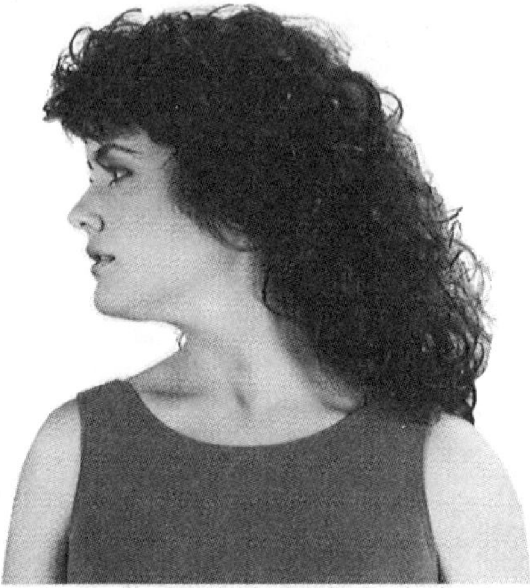

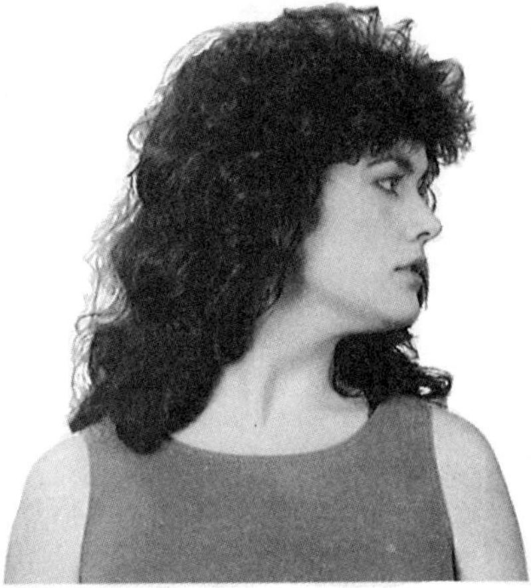

Ausführung

■ Wie in den ersten Tagen (S. 51). Statt im Sitzen jetzt im Stehen mit gebeugten Knien.

HINWEIS: Wenn Ihr Körper sich zu entspannen lernt, werden Ihre Bewegungen weicher.

Achtung

- Drehen Sie weder den Körper noch die Schultern.
- Nicht die Knie blockieren.
- Nacken und Schultern nicht anspannen.
- Weder Po noch Bauch herausstrecken.

Wiederholungen nach beiden Seiten

5. Tag	6. Tag	7. Tag	8. Tag	9. Tag
5	**5**	**5**	**5**	**5**

Beckenwelle

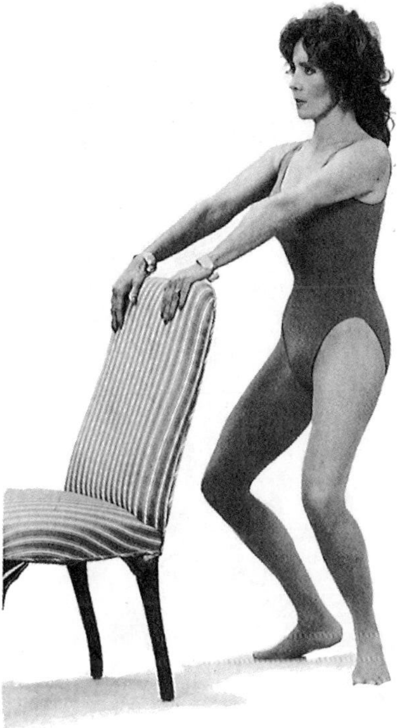

Ausführung

■ Wie in den ersten Tagen (S. 53), aber diesmal heben Sie die Fersen 3-5 Zentimeter an und stehen wieder mit leicht gegrätschten Beinen und – wegen der Balance – nach außen gekehrten Füßen. Außerdem gehen Sie nicht in zwei Etappen nach unten und wieder hoch, sondern in jeweils drei. Das gilt als eine Wiederholung.

HINWEIS: Inzwischen sollten Sie Ihr Becken höher kippen können. Schon bei einem halben Zentimeter mehr spüren Sie einen großen Unterschied. Versuchen Sie, den Körper ganz aufrecht zu halten, wenn Sie sich absenken. Sobald Sie jedoch das Becken vom Schambein zum Nabel abkippen, wird sich der obere Rücken runden. Das soll so sein, denn jetzt straffen Sie nicht nur Ihre Beine und Innenschenkel, sondern spüren auch ein spannungslösendes Stretching in der Wirbelsäule.

Achtung

- Po und Bauch nicht herausstrecken.
- Den Po nur bis zur Kniehöhe senken.
- Die Fersen anheben.
- Die Schultern nicht anspannen.

Wiederholungen

5. Tag	6. Tag	7. Tag	8. Tag	9. Tag
3	**3**	**3**	**3**	**3**

Balance

Ausführung

■ Wie in den ersten Tagen (S. 56), aber diesmal heben Sie die Fersen 5 Zentimeter an, halten dabei die Beine auseinander und die Füße zur Balance leicht nach außen gerichtet. Dreifach verlangsamt senken Sie den Körper um 5 Zentimeter nach unten und kommen dann wieder hoch in die Startposition. Die Knie sind gebeugt, die Fersen angehoben.

HINWEIS: Manche unter Ihnen mit Balletterfahrung werden hier die Position „Plié" wiedererkennen, die ich leicht modifiziert habe – darum wird sie auch Ihnen anfangs ein bißchen schwerfallen.

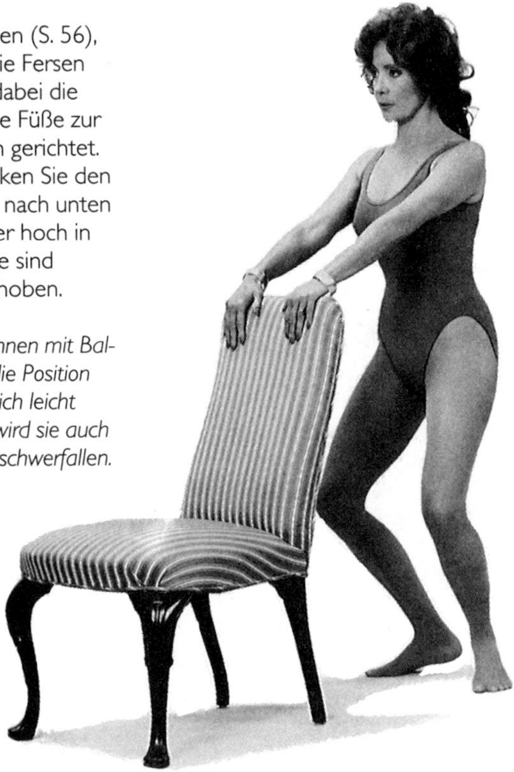

Achtung

- Strecken Sie Po oder Bauch nicht heraus.
- Setzen Sie die Fersen beim Senken und Heben nicht ab.
- Die Schultern nicht anspannen.

Wiederholungen

5. Tag	6. Tag	7. Tag	8. Tag	9. Tag
3	**3**	**4**	**4**	**5**

Kniedehnung

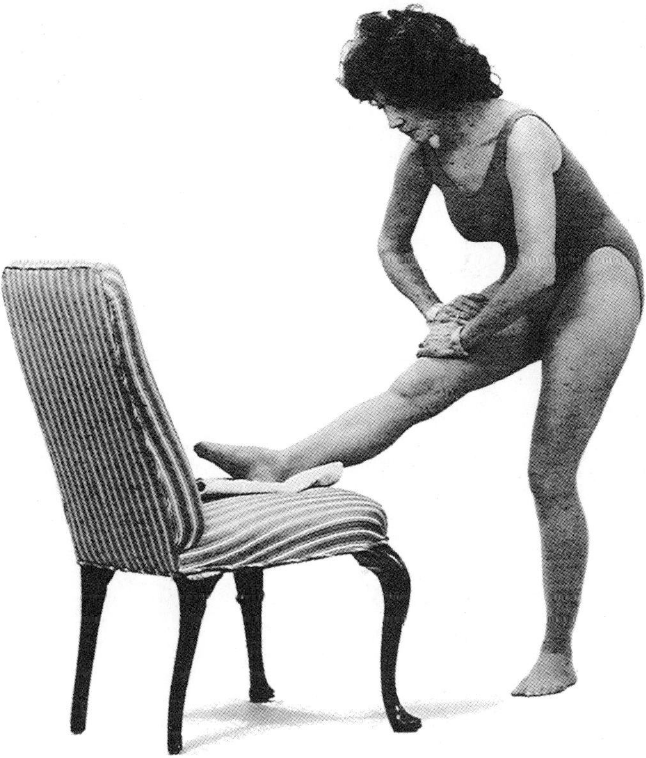

Ausführung

■ Wie in den ersten Tagen (S. 58), aber versuchen Sie diesmal, das Knie des erhobenen Beins zu strecken. Und wählen Sie auch eine höhere Stütze. (Wenn Sie keine geeignete finden, schieben Sie einfach das Standbein ein Stück zurück.)

■ Denken Sie daran, die Ellbogen seitwärts zu halten: für das Stretching zwischen den Schulterblättern. Am Schluß beugen Sie das Bein und nehmen es sanft herab.

■ Das gleiche auf der anderen Seite üben.

HINWEIS: Wenn Sie zu denen gehören, denen Wulste an der Innenseite der Knie zu schaffen machen, brauchen Sie das Bein bei der Übung nur zu drehen, um sie zu straffen. Wenn zum Beispiel das rechte Bein zur Stütze gestreckt ist, drehen Sie es nach rechts – dann schließt die Streckung auch das Innenknie mit ein.

Achtung

- Blockieren Sie keins Ihrer Knie!
- Legen Sie die Hand nicht auf das Knie.
- Wippen Sie nicht mit Nacken oder Rumpf.
- Forcieren Sie die Beinstreckung nicht, indem Sie mit den Händen auf Knie oder Bein drücken!
- Nacken und Schultern nicht verspannen.

Wiederholungen nach beiden Seiten

5. Tag	6. Tag	7. Tag	8. Tag	9. Tag
25	**25**	**30**	**30**	**30**

Knie- und Wadenstreckung

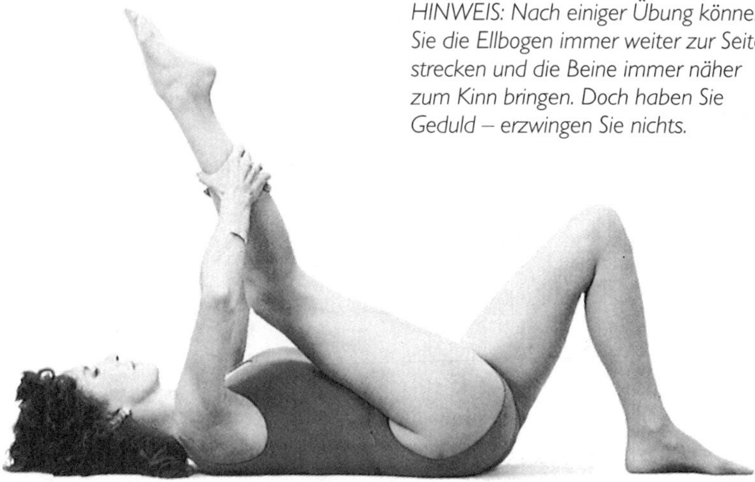

HINWEIS: Nach einiger Übung können Sie die Ellbogen immer weiter zur Seite strecken und die Beine immer näher zum Kinn bringen. Doch haben Sie Geduld – erzwingen Sie nichts.

Ausführung

- Wie in den ersten Tagen (S. 60), aber diesmal greifen Sie zur Wade statt zum Schenkel und strecken die Ellbogen noch weiter zur Seite für das Stretching zwischen den Schulterblättern. Versuchen Sie Ihr Bein möglichst gerade zu machen. Und zählen Sie vor den Wiederholungen bis dreißig.
- Üben Sie auf beiden Seiten.

Achtung

- Nicht wippen.
- Ziehen Sie das Bein nicht mit Gewalt näher heran.
- Zwingen Sie es nicht zur Streckung.
- Den Nacken nicht verkrampfen.

Wiederholungen nach beiden Seiten				
5. Tag	6. Tag	7. Tag	8. Tag	9. Tag
20	**20**	**20**	**25**	**25**

Beckenrotation

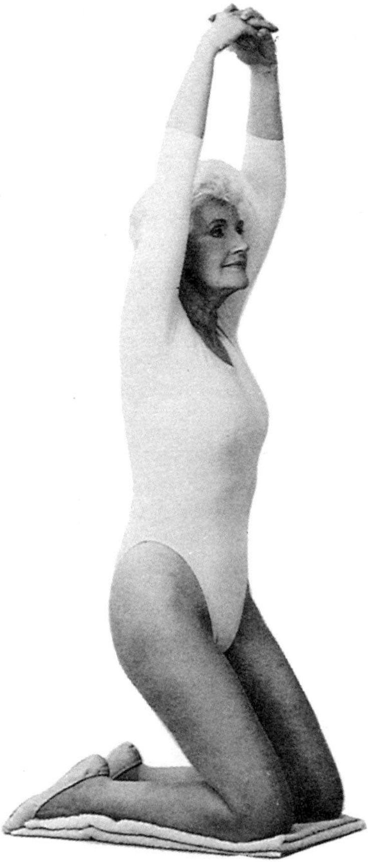

Ausführung

■ Wie in den ersten Tagen (S. 62), aber diesmal strecken Sie die Arme gerade über den Kopf, legen die Hände ineinander und dehnen den ganzen Oberkörper so lange, bis Sie es unten im Rücken spüren. Dann neigen Sie Ihren Körper und fahren fort wie bisher.

HINWEIS: Am Anfang führen Sie das in dreifach verlangsamter Bewegung aus. Wenn Sie einmal in Übung sind, können Sie Ihr Tempo allmählich steigern.

Achtung
- Den Rücken nicht wölben.
- Den Bauch nicht herausstrecken.
- Tun Sie nicht zu viel zu schnell.

Wiederholungen in beide Richtungen				
5. Tag	6. Tag	7. Tag	8. Tag	9. Tag
3	**3**	**3**	**3**	**3**

Beckenschaufel

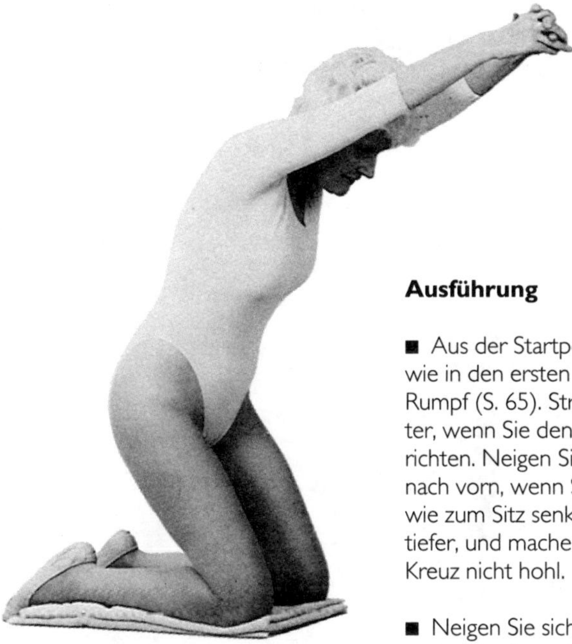

HINWEIS: Wenn Sie einige Übung haben, brauchen Sie sich nicht mehr so weit vorzuneigen und können beim Hochgehen die Schultern hinten halten.

Ausführung

■ Aus der Startposition strecken Sie wie in den ersten Tagen Arme und Rumpf (S. 65). Strecken Sie sich weiter, wenn Sie den Po zu den Fersen richten. Neigen Sie den Rumpf rund nach vorn, wenn Sie den Po langsam wie zum Sitz senken. Gehen Sie tiefer, und machen Sie dabei das Kreuz nicht hohl.

■ Neigen Sie sich um 15-20 Zentimeter ab, dann straffen Sie die Pomuskeln und kippen das Becken. Bewegen Sie sich mit der Kraft der Schenkel wieder in die Startposition.

Achtung

- Den Rücken nicht wölben.
- Das Becken nicht mit Rucken kippen.

Wiederholungen				
5. Tag	6. Tag	7. Tag	8. Tag	9. Tag
3	**3**	**3**	**3**	**3**

Schenkelstraffung vorn

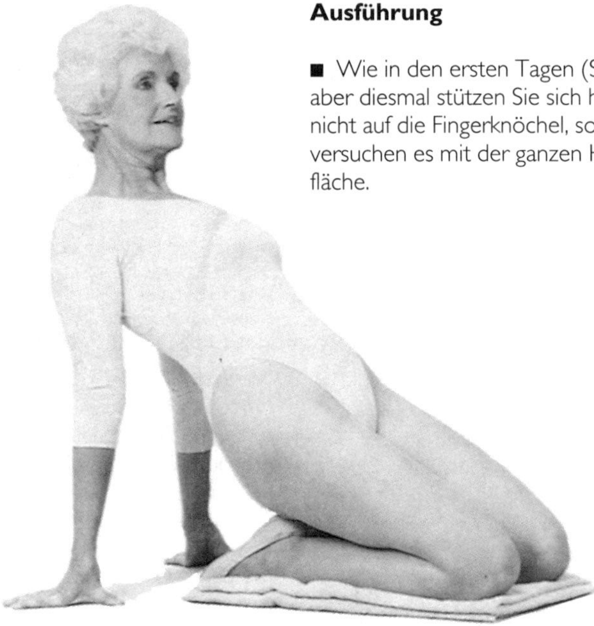

Ausführung

■ Wie in den ersten Tagen (S. 67), aber diesmal stützen Sie sich hinten nicht auf die Fingerknöchel, sondern versuchen es mit der ganzen Handfläche.

Achtung

- Wölben Sie den Rücken nicht, und strecken Sie nicht den Bauch heraus.
- Halten Sie den Körper locker.
- Die Schultern nicht hochziehen.

Zählen Sie bis

5. Tag	6. Tag	7. Tag	8. Tag	9. Tag
20	**20**	**20**	**20**	**20**

Schenkeldruck innen

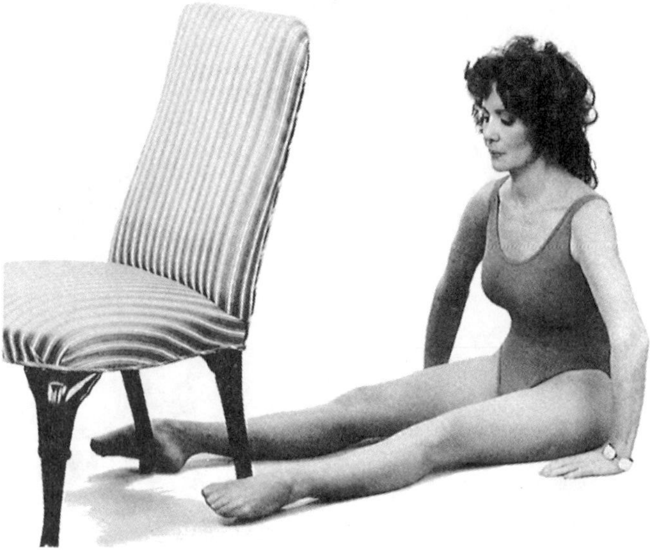

Ausführung

- Wie in den ersten Tagen (S. 69), aber diesmal mit gestreckten Beinen.

HINWEIS: Mit der Kräftigung der Muskeln können Sie auch aufrechter Sitzen – aber bleiben Sie dabei unbedingt ganz entspannt.

Achtung

- Nicht drücken und lockern, sondern den Druck andauernd halten!
- Nicht in den Schultern verkrampfen.
- Die Knie nicht blockieren.

Zählen Sie bis				
5. Tag	6. Tag	7. Tag	8. Tag	9. Tag
50	**50**	**50**	**50**	**50**

10. bis 16. Tag

Hüftstreckung

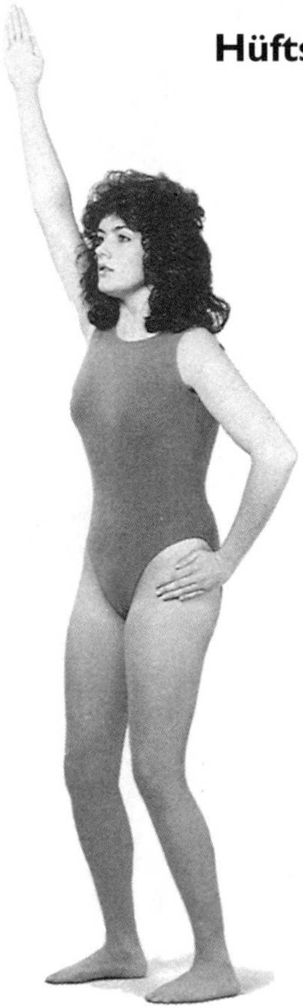

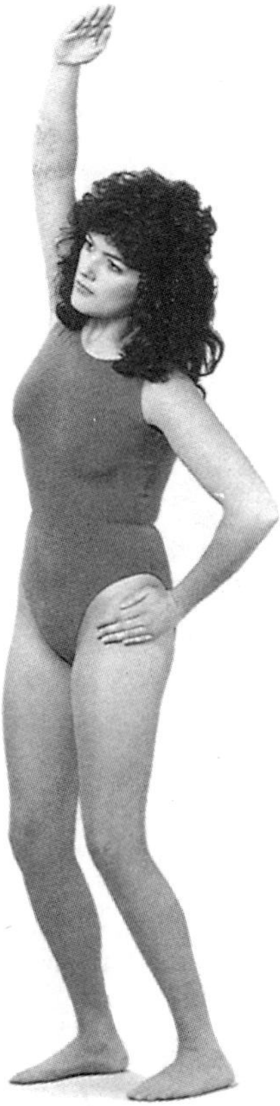

Ausführung

■ Wie in der zweiten Phase (S. 71), aber diesmal legen Sie den Arm nicht auf eine Stütze, sondern stützen sich mit der Hand direkt unter Ihrer Hüfte ab, strecken die Ellbogen zur Seite und wenn möglich auch die Knie ein wenig.

■ Strecken Sie den anderen Arm mit der Handfläche nach innen langsam in die Höhe. Strecken Sie sich noch mehr und hinüber zur Seite, Oberkörper und

Arm zusammen. Wenn nötig, dürfen Sie sich etwas vorneigen. Dann weiter wie bisher.

■ Beim Seitenwechsel bleibt die Hand auf der Hüfte, und Sie beugen sich tiefer in die Knie. Den hochgereckten Arm führen Sie nach vorn, langsam weit nach unten und in einer schweifenden Bewegung hinüber zur rechten Seite. Auf diese Weise vermeiden Sie den Druck auf den unteren Rücken.

■ Straffen Sie den Po, kippen Sie das Becken, und strecken Sie Wirbel für Wirbel langsam das Rückgrat, wenn Sie nun den Arm sinken lassen. Dann wiederholen Sie das Ganze auf der linken Seite und beenden die Übung auf die gleiche Weise.

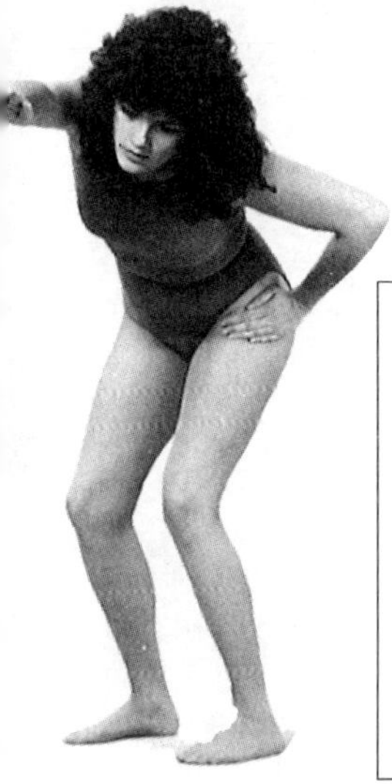

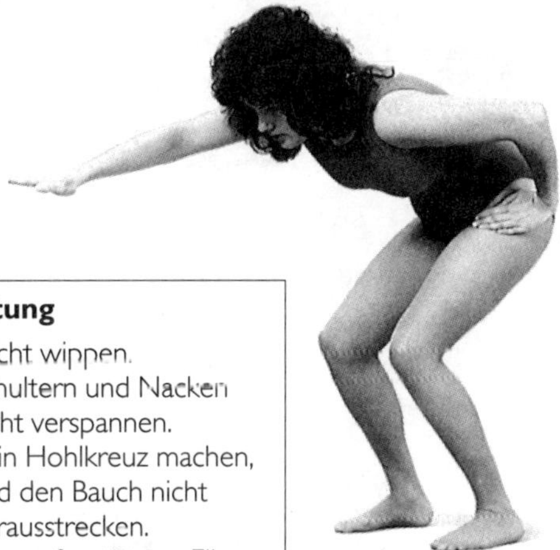

Achtung

- Nicht wippen.
- Schultern und Nacken nicht verspannen.
- Kein Hohlkreuz machen, und den Bauch nicht herausstrecken.
- Den aufgestützten Ellbogen nicht nach vorn oder hinten richten.
- Die Knie nicht blockieren.

HINWEIS: Zuerst wird es nicht leicht sein, den Arm ganz gestreckt zu halten und das Becken zu kippen.

Wiederholungen nach beiden Seiten

10. Tag	11. Tag	12. Tag	13. Tag	14. Tag	15. Tag	16. Tag
50	**50**	**55**	**60**	**65**	**70**	**75**

Nackenlockerung I

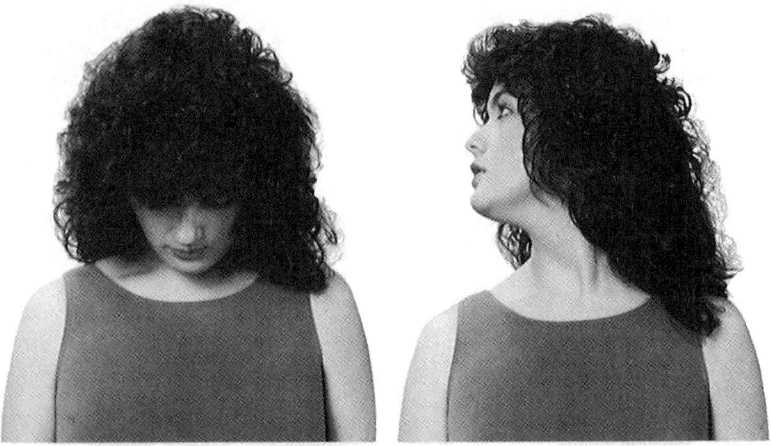

Ausführung

■ Wie in der zweiten Phase (S. 73), aber diesmal kippen Sie zugleich Ihr Becken so hoch wie möglich, um die Wirbelsäule zu strecken.

Achtung

- Keine harten und abrupten Bewegungen.
- Ziehen Sie die Schultern nicht hoch oder an.
- Verkrampfen Sie nicht die Kinnlade.
- Die Knie nicht blockieren.
- Po oder Bauch nicht herausstrecken.

Wiederholungen nach beiden Seiten

10. Tag	11. Tag	12. Tag	13. Tag	14. Tag	15. Tag	16. Tag
3	**3**	**3**	**3**	**3**	**3**	**3**

Nackenlockerung 2

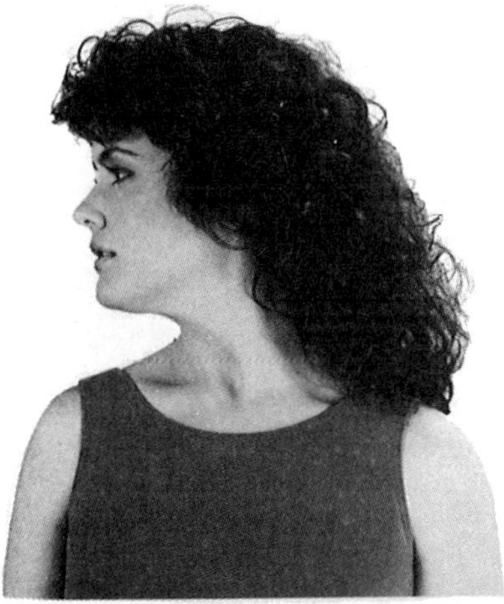

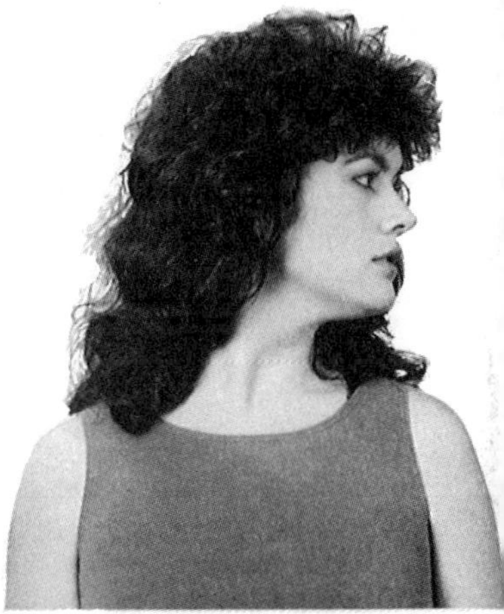

Ausführung

■ Wie in der zweiten Phase (S. 74), aber diesmal kippen Sie gleichzeitig Ihr Becken so hoch Sie können, um die Wirbelsäule zu strecken.

Achtung

- Drehen Sie weder Körper noch Schultern.
- Die Knie nicht blockieren.
- Die Schultern nicht verspannen.
- Po und Bauch nicht herausstrecken.

Wiederholungen nach beiden Seiten

10. Tag	11. Tag	12. Tag	13. Tag	14. Tag	15. Tag	16. Tag
5	**5**	**5**	**5**	**5**	**5**	**5**

Beckenwelle

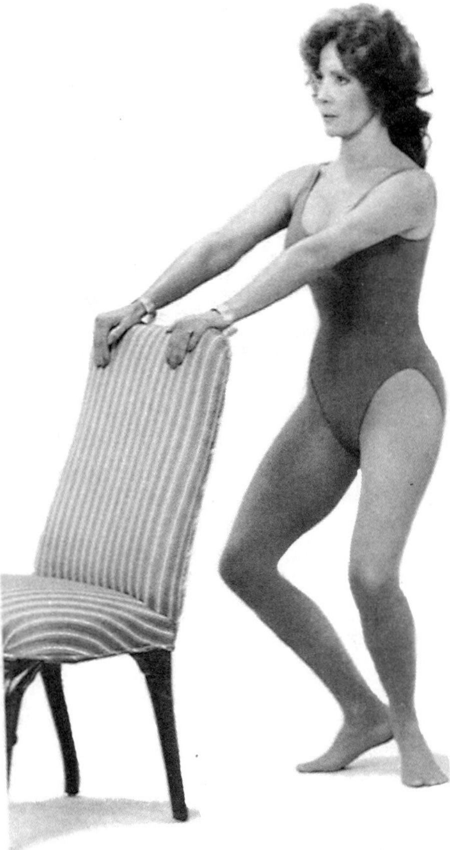

Ausführung

- Wie in der zweiten Phase (S. 75), aber heben Sie jetzt die Fersen 8-10 Zentimeter hoch, und rücken Sie die Füße aneinander, so daß sich die Fersen berühren. Sie zeigen ein wenig nach außen.

HINWEIS: Mit angehobenen Fersen ist es zunächst schwierig, das Becken zu kippen. Doch allmählich lernen Sie es, und dann beginnt die Wirbelsäule sich zu strecken, und die Schenkel arbeiten innen. Auch die Balance bessert sich, und Sie verlieren das Gefühl, mit jeder Faser an der Stütze zu hängen.

Achtung

- Strecken Sie Po oder Bauch nicht heraus.
- Den Po nicht tiefer als in Kniehöhe senken.
- Die Fersen nicht aufsetzten.
- Schultern nicht verkrampfen.

Wiederholungen

10. Tag	11. Tag	12. Tag	13. Tag	14. Tag	15. Tag	16. Tag
4	**4**	**4**	**4**	**4**	**4**	**4**

Balance

Ausführung

■ Wie in der zweiten Phase (S. 76), aber diesmal heben Sie die Fersen um 8-10 Zentimeter an und rücken die Füße zusammen, so daß sich die Fersen berühren. Richten Sie die Füße nach außen, so daß die Knie über den Zehen stehen. Und den Körper senken Sie jetzt dreifach verlangsamt um 10 Zentimeter tiefer.

HINWEIS: Die Fortschritte kommen mit der Zeit, und dann können Sie die Schultern entspannt und das Rückgrat aufrecht halten.

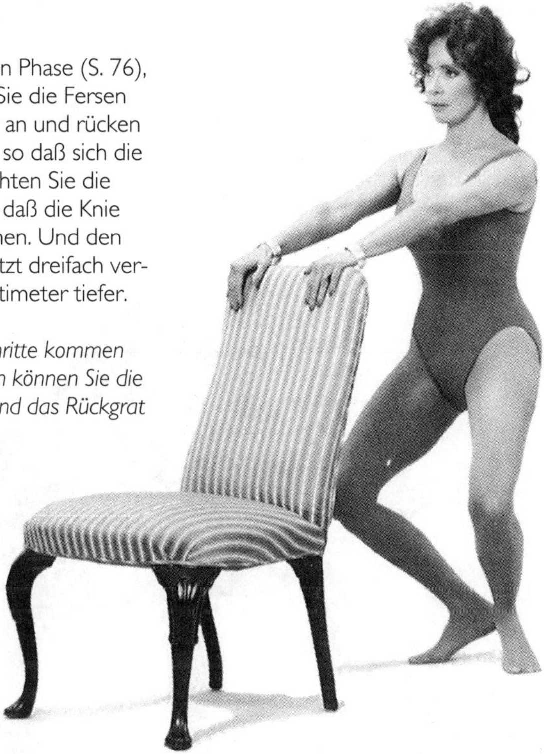

Achtung

- Po und Bauch nicht herausstrecken.
- Die Fersen nicht aufsetzen.
- Die Schultern nicht verkrampfen.

Wiederholungen

10. Tag	11. Tag	12. Tag	13. Tag	14. Tag	15. Tag	16. Tag
5	**5**	**6**	**6**	**6**	**7**	**7**

Kniedehnung

Ausführung

■ Wie in der zweiten Phase (S. 77), aber Sie wählen eine höhere, Ihnen noch bequemere Stütze, und strecken das Bein noch etwas besser. Achten Sie auf die perfekte Entspannung des ganzen Körpers.

■ Auf beiden Seiten üben.

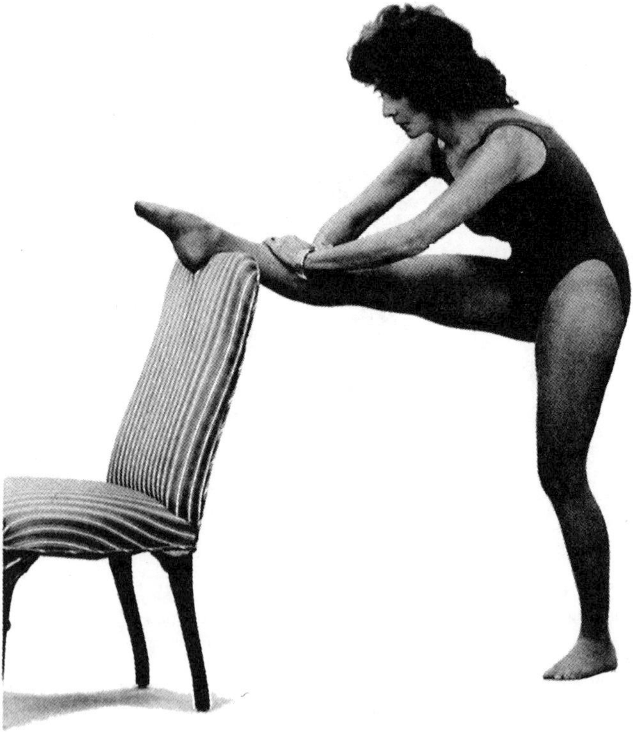

HINWEIS: Sie brauchen auf Ihre bisherige Stütze nur ein dickes Buch oder ein festes Kissen zu legen – nur rutschen darf es nicht. Natürlich können Sie auch einfach ein höheres Möbelstück benutzen.
Am Anfang kann es schwierig sein, den Standfuß geradeaus zu richten – wegen der Balance müssen Sie ihn vielleicht ein wenig zur Seite wenden. Später wird Ihnen das aber ohne Mühe gelingen.

Achtung

- Blockieren Sie keins der Knie!
- Die Hände nicht auf das Knie legen.
- Mit Nacken oder Rumpf keinesfalls wippen!
- Drücken Sie das gestreckte Bein nicht mit den Händen nieder.
- Nacken und Schulter nicht verspannen.
- Wählen Sie keine zu hohe Stütze, sie soll bequem sein.

Wiederholungen nach beiden Seiten						
10. Tag	11. Tag	12. Tag	13. Tag	14. Tag	15. Tag	16. Tag
30	**35**	**35**	**35**	**35**	**40**	**40**

Knie- und Wadenstreckung

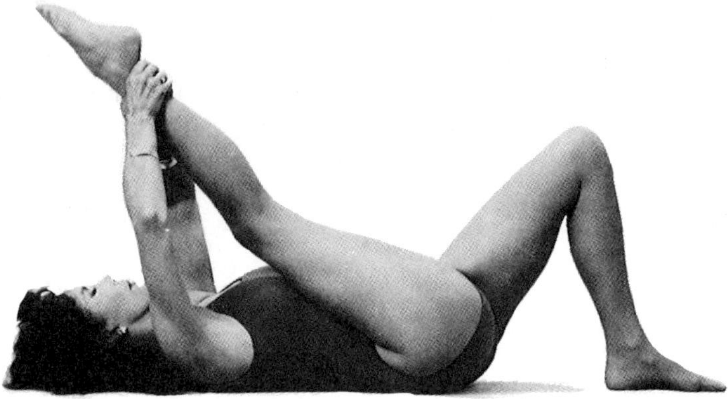

Ausführung

■ Wie in der zweiten Phase (S.79), aber diesmal versuchen Sie, das gestreckte Bein an der Fessel zu fassen. Wenn die Streckung noch nicht so weit gelingt, bleiben Sie bei der Wade; aber bringen Sie das Bein näher zur Brust.

■ Auf beiden Seiten üben.

HINWEIS: Wenn Ihre Muskeln hinreichend gedehnt sind, sollten Sie versuchen, die Zehen zu beugen. Damit strecken Sie auch die Waden.

Achtung

- Nicht wippen.
- Das gestreckte Bein nicht mit Gewalt heranziehen.
- Das Bein nicht zur Streckung zwingen.
- Nicht im Nacken verkrampfen.

Wiederholungen nach beiden Seiten

10. Tag	11. Tag	12. Tag	13. Tag	14. Tag	15. Tag	16. Tag
25	**30**	**30**	**30**	**35**	**35**	**35**

Beckenrotation

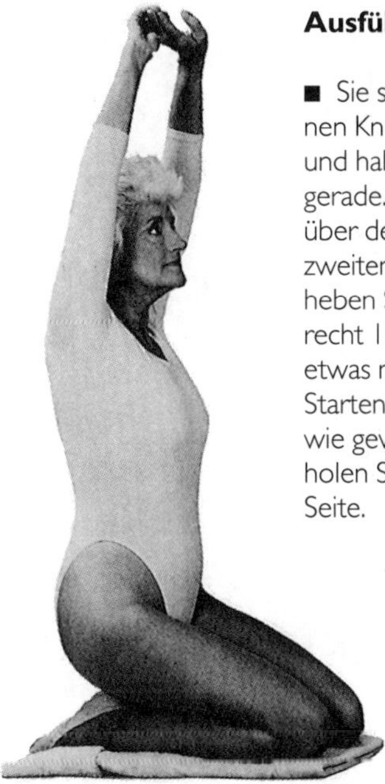

Ausführung

■ Sie sitzen mit geschlossenen Knien auf den Fersen und halten die Wirbelsäule gerade. Bringen Sie die Arme über den Kopf wie in der zweiten Phase (S. 80). Nun heben Sie den Körper senkrecht 10 Zentimeter oder etwas mehr von den Fersen. Starten Sie die Rotationen wie gewohnt. Und wiederholen Sie das zur anderen Seite.

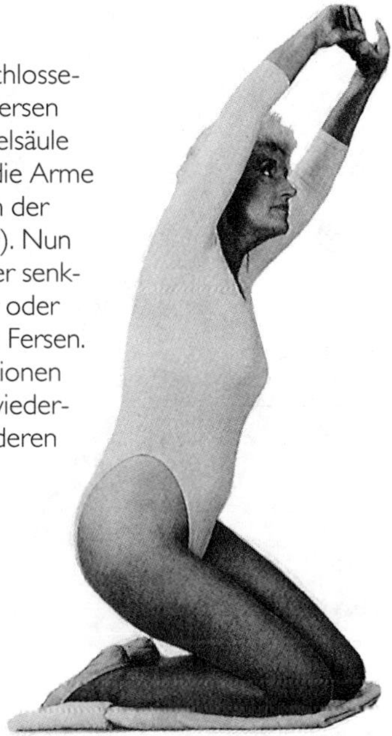

HINWEIS: Es bleibt und ist wichtig, nur nach Ihrem eigenen Tempo vorzugehen und Atempausen einzulegen, wenn es Ihnen richtig erscheint.

Achtung

- Den Rücken nicht wölben.
- Den Bauch nicht herausstrecken.
- Nicht zu viel zu schnell ausführen!

Wiederholungen in beide Richtungen

10. Tag	11. Tag	12. Tag	13. Tag	14. Tag	15. Tag	16. Tag
4	**4**	**4**	**4**	**4**	**4**	**4**

Beckenschaufel

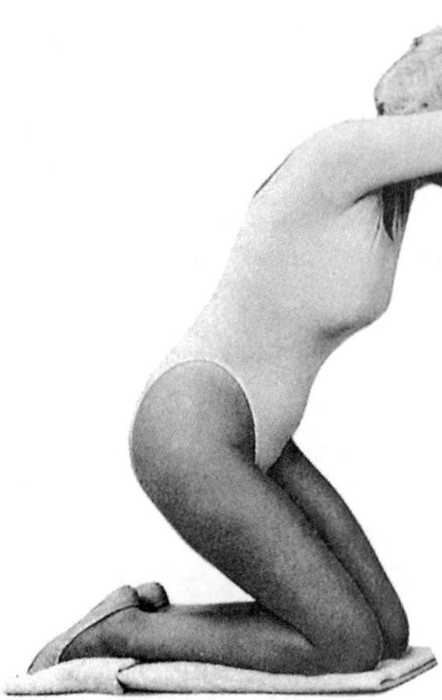

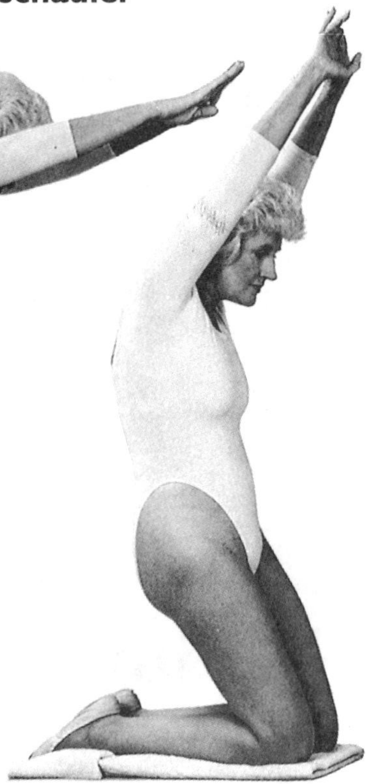

Ausführung

■ Wie in der zweiten Phase (S. 81), jedoch mit geschlossenen Knien. Senken Sie den Körper um 20-25 Zentimeter.

HINWEIS: Mit der Übung werden auch Ihre Bewegungen fließender. Sie werden ohne Mühe die Knie zusammenhalten und die Waden zu entspannen lernen.

Achtung

- ■ Kein hohles Kreuz bitte!
- ■ Kippen Sie Ihr Becken nicht durch Rucken.

Wiederholungen

10. Tag	11. Tag	12. Tag	13. Tag	14. Tag	15. Tag	16. Tag
4	**4**	**4**	**4**	**4**	**4**	**4**

Schenkelstraffung vorn

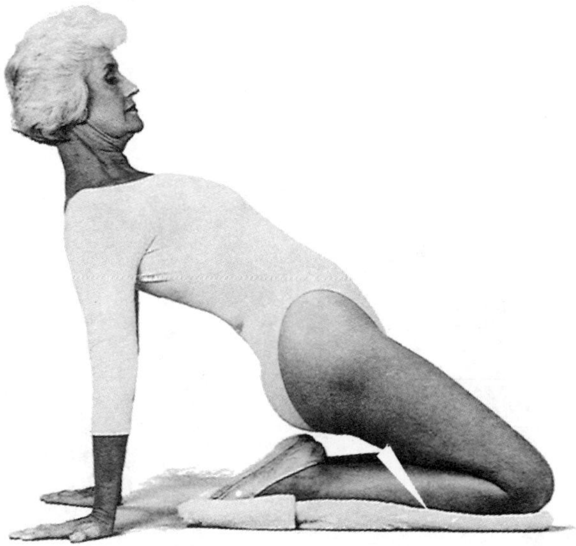

Ausführung

■ Wie in der zweiten Phase (S. 82). Wenn Sie sich genügend gestreckt haben und ein leichtes Ziehen vorn in den Schenkeln spüren, kippen Sie Ihr Becken noch höher und heben den Po 2 Zentimeter von den Fersen – nicht mehr am Anfang! Und dann zählen Sie.
■ Die Pomuskeln entspannen und sanft in die Startposition auf den Fersen zurückgehen. Entspannen Sie den ganzen Körper.

Achtung
- ■ Den Rücken nicht wölben, den Bauch nicht herausstrecken.
- ■ Den Kopf nicht zurückfallen lassen.
- ■ Den Körper locker halten.
- ■ Weder Schultern hochziehen noch Nacken verspannen!

Zählen Sie bis

10. Tag	11. Tag	12. Tag	13. Tag	14. Tag	15. Tag	16. Tag
20	**20**	**20**	**20**	**20**	**20**	**20**

Schenkeldruck innen

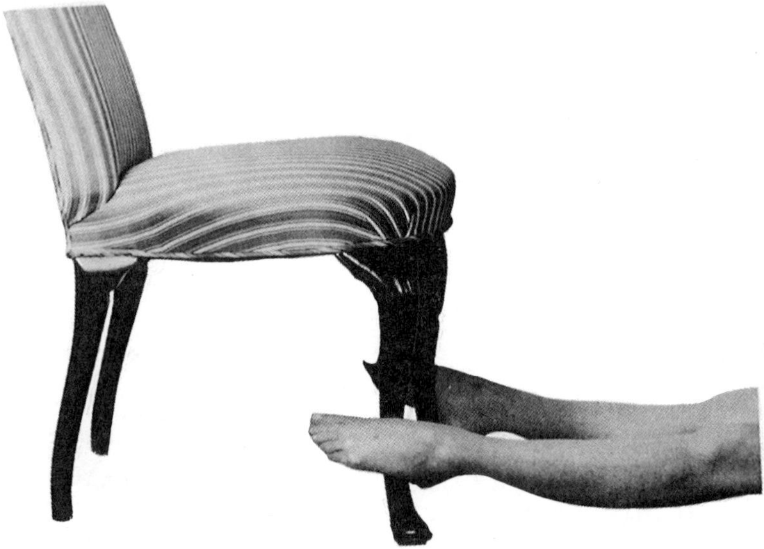

Ausführung

■ Wie in der zweiten Phase (S. 83). Doch heben Sie die Füße 2-10 Zentimeter vom Boden, wie es bequem ist. Halten Sie die Beine gestreckt.

HINWEIS: Wenn die Füße beim Üben abrutschen, ziehen Sie die Strümpfe aus. Nackte Füße rutschen nicht.

Achtung

- Nicht pressen und lockern – den Druck halten!
- Die Schultern nicht anspannen.
- Die Knie nicht blockieren.

Zählen Sie bis

10. Tag	11. Tag	12. Tag	13. Tag	14. Tag	15. Tag	16. Tag
75	**75**	**75**	**75**	**75**	**75**	**75**

17. bis 30. Tag

Hüftstreckung

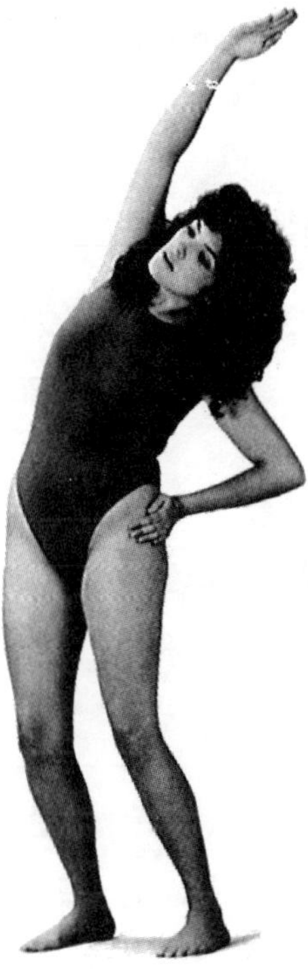

Ausführung

- Wie in der dritten Phase (S. 84). Sie stehen gestreckt, straffen den Po und kippen das Becken noch höher, ehe Sie sich zur Seite hinüberbeugen. Halten Sie den Arm am Ohr.
- Das gleiche auf der anderen Seite.

HINWEIS: Ihre Muskeln sind stärker geworden, und Sie können das Becken besser kippen und sich weiter zur Seite neigen. Allmählich sind Sie imstande, die Beine gestreckt und dennoch entspannt und den Arm dicht am Ohr zu halten. Das großartige Stretching der Wirbelsäule wird jetzt deutlich spürbar.

Achtung

- Nicht wippen
- Schultern und Nacken nicht anspannen.
- Den Rücken unten nicht wölben, den Bauch nicht herausstrecken.
- Der aufgestützte Arm darf weder vorwärts noch rückwärts zeigen.
- Die Knie nicht blockieren.

Wiederholungen nach beiden Seiten

17. Tag	18. Tag	19. Tag	20. Tag	21. Tag	22. Tag	23.–30. Tag
60	**70**	**75**	**75**	**75**	**75**	**75**

Nackenlockerung I

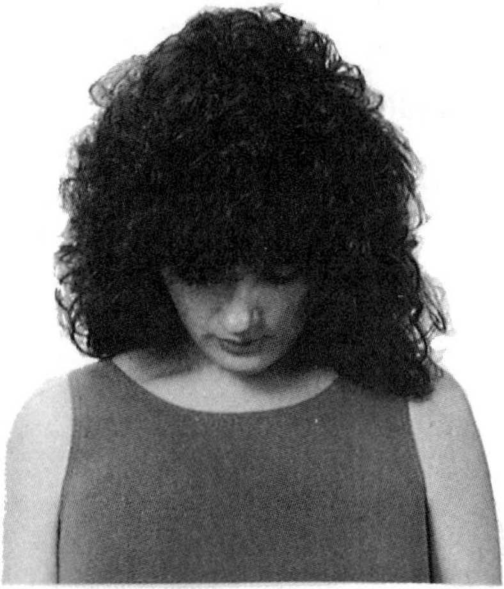

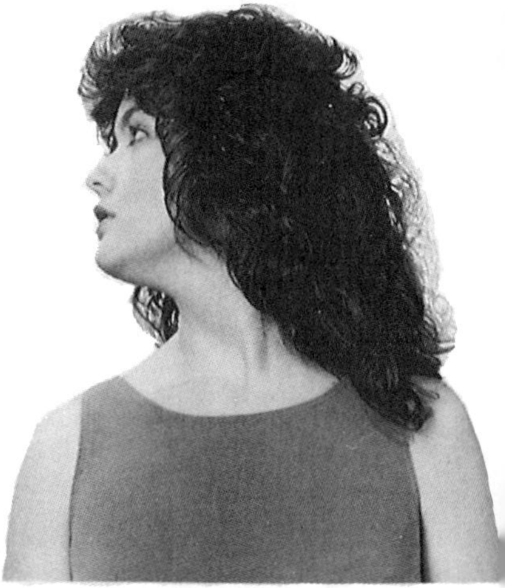

Ausführung

■ Wie in der dritten Phase (S. 86). Versuchen Sie, Ihr Becken noch höher zu kippen und die Knie nur wenig zu beugen.

Achtung

- Keine harten oder abrupten Bewegungen.
- Die Schultern nicht hochziehen oder anspannen.
- Die Kinnlade nicht verkrampfen.
- Die Knie nicht blockieren.
- Nicht den Bauch herausstrecken, kein Hohlkreuz machen.

Wiederholungen nach beiden Seiten

17. Tag	18. Tag	19. Tag	20. Tag	21. Tag	22. Tag	23.–30. Tag
5	**5**	**5**	**5**	**5**	**5**	**5**

Nackenlockerung 2

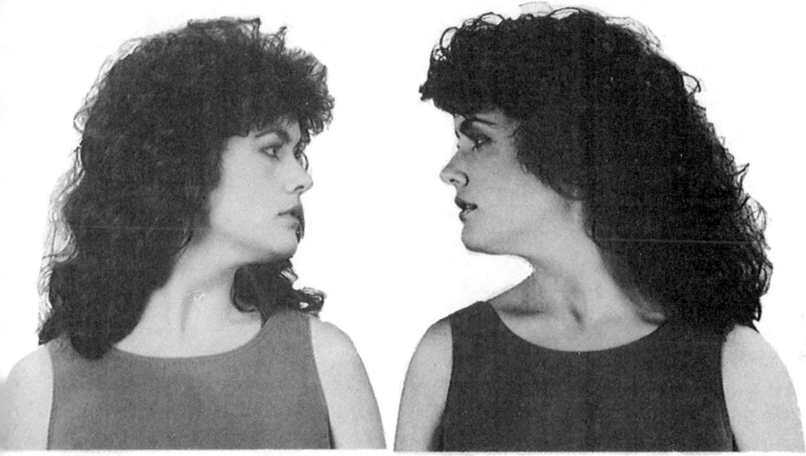

Ausführung

- Wie in der dritten Phase (S. 87).

HINWEIS: Wenn Ihre Muskeln besser entspannen, können Sie auch das Becken höher kippen, um so das Rückgrat zu strecken, und brauchen die Knie kaum zu beugen.

Achtung

- Drehen Sie weder Körper noch Schultern.
- Nicht die Knie blockieren.
- Nacken und Schultern locker halten.
- Bauch oder Po nicht herausstrecken.

Wiederholungen nach beiden Seiten						
17. Tag	18. Tag	19. Tag	20. Tag	21. Tag	22. Tag	23.–30. Tag
5	**5**	**5**	**5**	**5**	**5**	**5**

Beckenwelle

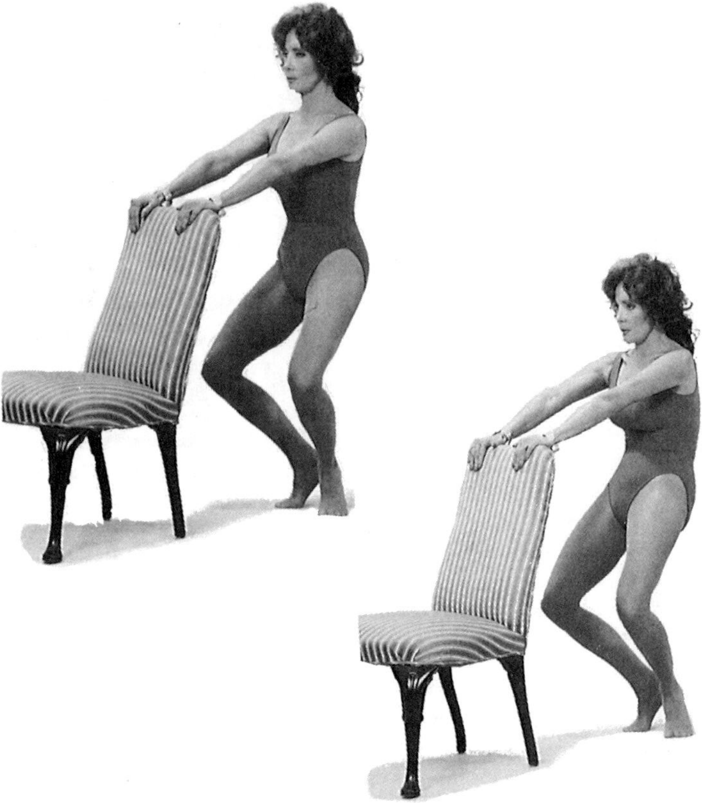

Ausführung

■ Wie in der dritten Phase (S. 88). Heben Sie die Fersen so hoch wie möglich, so daß Sie mit geschlossenen Fersen auf den Fußballen balancieren. Bewegen Sie sich weich aus einer Position in die nächste, ohne zu zählen – denn in dieser Haltung ist die Kontraktion doppelt so groß! Wenn Sie es schaffen, senken Sie sich noch einmal 3-5 Zentimeter nach unten – aber der Po darf nicht unter Kniehöhe kommen, sonst belasten Sie die Knie zu stark!

HINWEIS: Mit zunehmender Kraft verschwindet die Spannung in Ihrem Körper. Sie werden auch staunen, wie hoch Sie Ihr Becken kippen können. Sobald die Muskeln in Beinen, Zehen, Füßen, Fesseln und Waden gekräftigt sind, können Sie immer weiter nach unten gehen und so die Muskeln von Po und Bauch besser bearbeiten. Diese Übung wird Ihnen dann immer leichterfallen. Sie bauen damit auch Ihre Kraft und Flexibilität auf und werden feststellen, daß Sie viel länger gehen und stehen können, ohne die Füße zu belasten. Und am Ende werden Sie noch auf jugendlichen Füßen entschweben!

Achtung

- Po und Bauch nicht herausstrecken.
- Den Po nie unter Kniehöhe senken.
- Die Fersen nicht absetzen.
- Nicht in den Schultern verspannen.

Wiederholungen

17. Tag	18. Tag	19. Tag	20. Tag	21. Tag	22. Tag	23.–30. Tag
5	**5**	**5**	**5**	**5**	**5**	**5**

Balance

Ausführung

■ Wie in der dritten Phase (S. 89), aber diesmal heben Sie die Fersen noch höher, so daß Sie auf den Fußballen balancieren. Die Fersen berühren einander, die Füße sind weiter nach außen gekehrt, und den Körper senken Sie jetzt um 15 Zentimeter.

HINWEIS: Wenn Sie kräftiger sind, können Sie sogar noch tiefer gehen. Sie müssen nur aufpassen, daß Sie den Po nicht niedriger als in Kniehöhe senken, weil Sie sonst die Knie zu stark belasten. Bald schon werden Sie das Gefühl haben, zu schweben wie eine Ballerina!

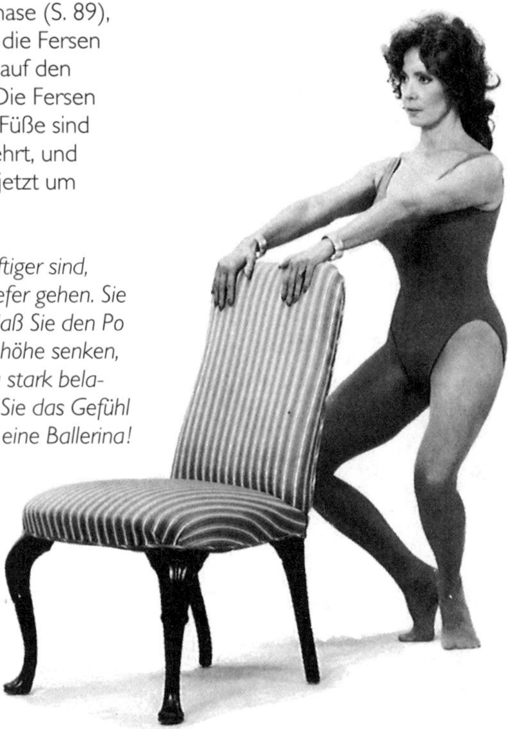

Achtung

- ■ Strecken Sie weder Po noch Bauch heraus.
- ■ Die Fersen hochhalten.
- ■ Nicht in den Schultern verkrampfen.

Wiederholungen

17. Tag	18. Tag	19. Tag	20. Tag	21. Tag	22. Tag	23.–30. Tag
8	**8**	**8**	**9**	**9**	**9**	**10**

Kniedehnung

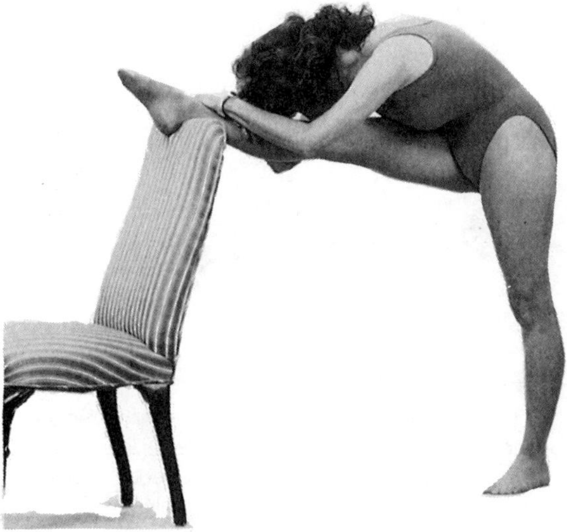

Ausführung

- Wie in der zweiten Phase (S. 77), doch strecken Sie die Beine so sehr Sie können. Die Stütze sollte jetzt in Hüfthöhe sein. Bringen Sie diesmal den Rumpf ganz hoch, weit hinüber und hinab über die ganze Länge des Beins. Die Hände bleiben auf dem Schienbein liegen.

- Üben Sie auf beiden Seiten.

HINWEIS: Durch die Dehnung der Muskeln können Sie sich immer weiter über Ihr Bein neigen. Wenn Sie schon sehr beweglich sind und mehr Stretching brauchen, schieben Sie wieder das Standbein etwas weiter von der Stütze weg.

Achtung

- Blockieren Sie keins Ihrer Knie.
- Legen Sie die Hände nicht auf das Knie.
- Keine ruckartigen Bewegungen mit Nacken oder Rumpf!
- Drücken Sie das gestreckte Bein oder Knie nicht mit den Händen nieder.
- Zwingen Sie das Bein nicht höher, als es bequem ist.
- Den Fuß nicht so hoch auflegen, daß Sie die Balance verlieren!
- Nacken und Schultern nicht verspannen.

Wiederholungen nach beiden Seiten

17. Tag	18. Tag	19. Tag	20. Tag	21. Tag	22. Tag	23.–30. Tag
40	**40**	**45**	**45**	**45**	**45**	**50**

Knie- und Wadenstreckung

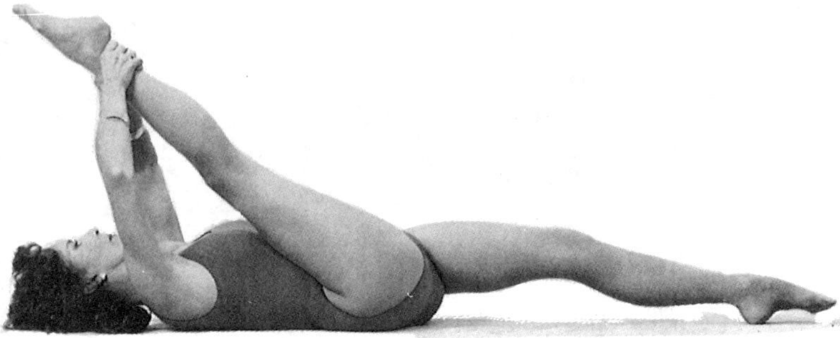

Ausführung

- Wie in der dritten Phase (S. 92), wobei Sie sich weiter um die größtmögliche Streckung des erhobenen Beins bemühen. Wenn Sie die erreichen – aber erst dann! –, konzentrieren Sie sich auf das andere Bein und schieben es so weit vor, daß es am Ende gerade auf dem Boden liegt. Dann zählen Sie bis dreißig, ehe Sie mit den Wiederholungen beginnen.

- Auf beiden Seiten üben.

HINWEIS: Wenn Sie diese Übung einmal mit flach gestrecktem Bein ausführen können, strecken Sie dabei den Oberschenkelmuskel und eine sonst schwer erreichbare Muskelgruppe, die die Lendenwirbel mit dem Oberschenkelknochen verbindet. Durch sie können Sie Schenkel und Rumpf beugen, ohne die Beine zu bewegen.

Achtung
- Nicht wippen.
- Zerren Sie nicht an dem erhobenen Bein.
- Zwingen Sie es nicht zur Streckung.
- Den Nacken nicht verspannen.

Wiederholungen nach beiden Seiten

17. Tag	18. Tag	19. Tag	20. Tag	21. Tag	22. Tag	23.–30. Tag
40	**40**	**40**	**45**	**45**	**45**	**50**

Beckenrotation

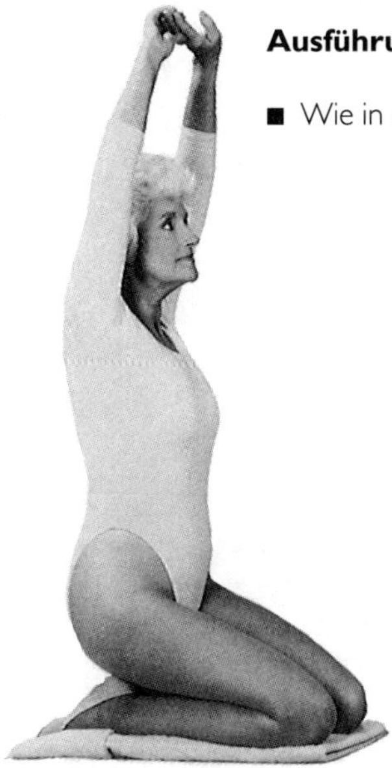

Ausführung

- Wie in der dritten Phase (S. 93).

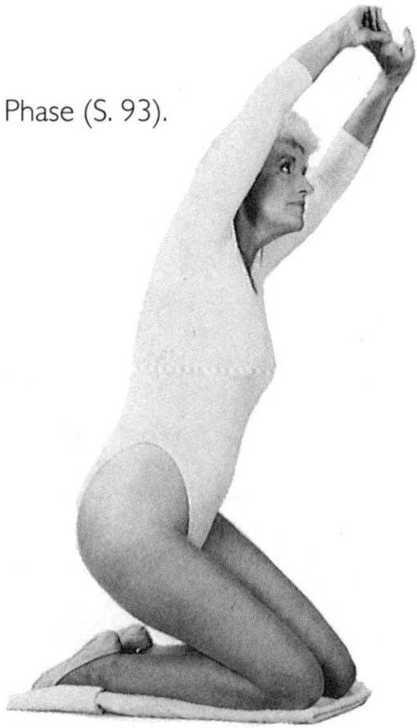

HINWEIS: Je kräftiger Sie werden, desto tiefer können Sie Ihren Körper halten und um so leichter kreisen. Der Abstand zu den Fersen wird bald nur noch Zentimeter betragen. Dann sind Sie auch imstande, diese Kreise weich und schnell auszuführen, die Hüften weiter zur Seite und das Becken mehr in die Höhe zu bringen. Mit dieser größeren Beweglichkeit und Reichweite gelingen mühelos auch mehr Wiederholungen.

Achtung
- Den Rücken nicht wölben.
- Den Bauch nicht herausstrecken.
- Versuchen Sie nicht zu viel zu schnell.

Wiederholungen in beide Richtungen						
17. Tag	18. Tag	19. Tag	20. Tag	21. Tag	22. Tag	23.–30. Tag
5	**5**	**5**	**5**	**5**	**5**	**5**

Beckenschaufel

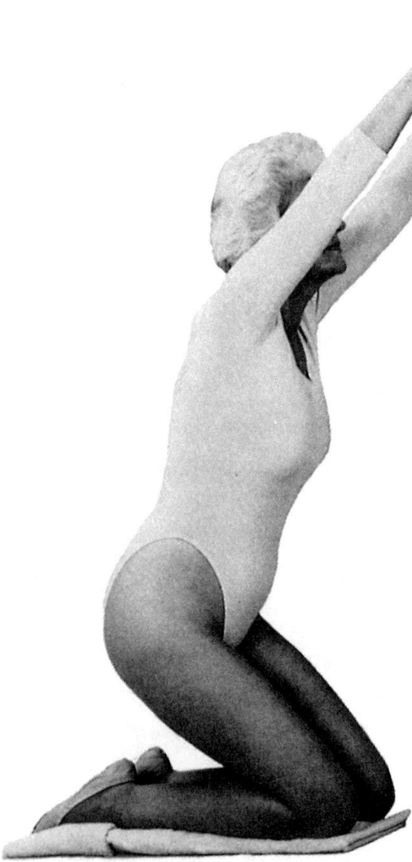

Ausführung

■ Wie in der dritten Phase (S. 94), aber den Po senken Sie so tief, daß er schon leicht die Fersen berührt. Straffen Sie die Pomuskeln, und kippen Sie langsam Ihr Becken.

■ Versuchen Sie, Rumpf und Arme gerade hoch zur Decke zu strecken. Dann gehen Sie in die Ausgangsposition zurück; aber halten Sie die Knie geschlossen, damit die Beinmuskeln stärker arbeiten.

HINWEIS: Mit zunehmender Kraft entwickeln Sie diese Übung zu einer fließenden, anmutigen Bewegung.

Wiederholungen

17. Tag	18. Tag	19. Tag	20. Tag	21. Tag	22. Tag	23.–30. Tag
5	**5**	**5**	**5**	**5**	**5**	**5**

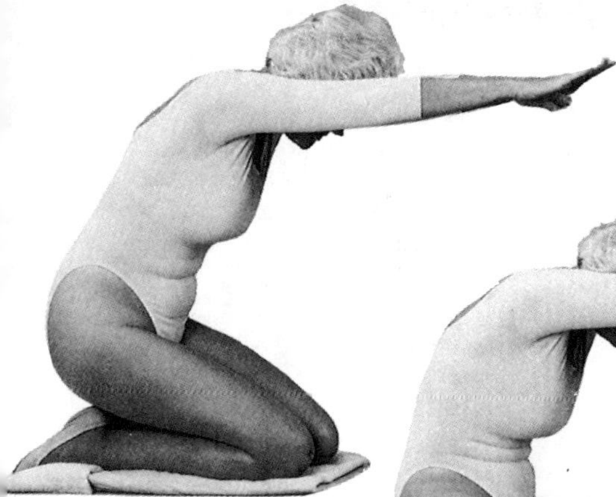

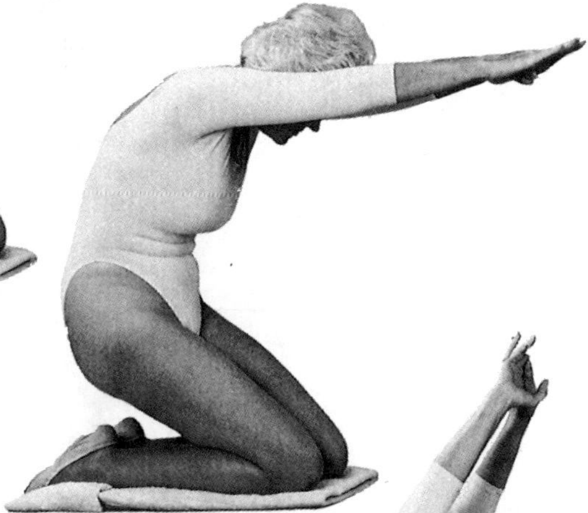

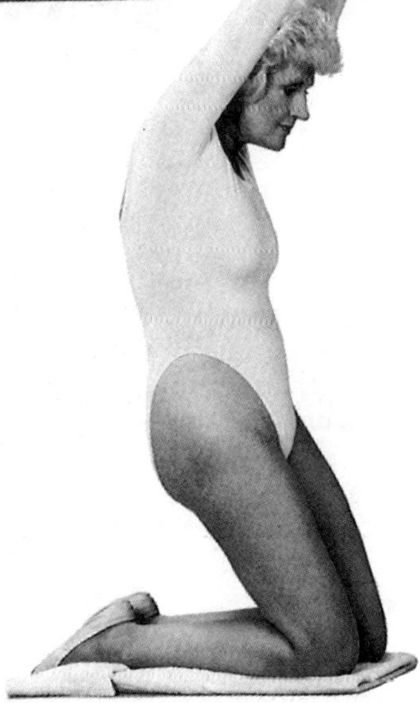

Achtung

- Den Rücken nicht wölben.
- Kippen Sie das Becken nicht mit einem Ruck.
- Halten Sie die Knie geschlossen.

Schenkelstraffung vorn

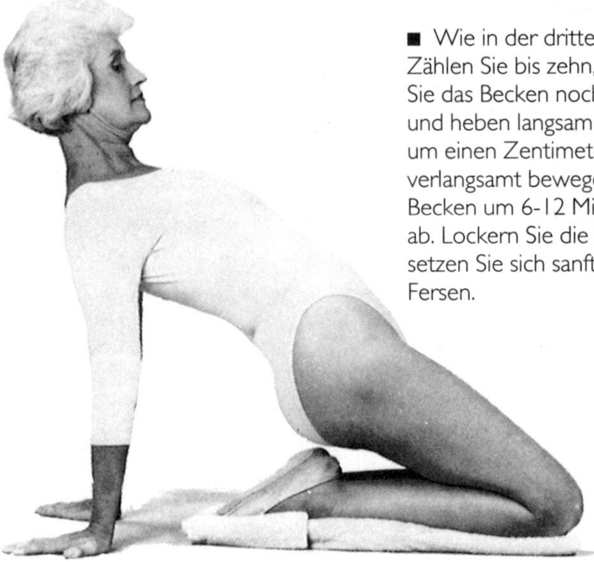

Ausführung

■ Wie in der dritten Phase (S. 95). Zählen Sie bis zehn, dann kippen Sie das Becken noch höher als zuvor und heben langsam Ihren Körper um einen Zentimeter. Dreifach verlangsamt bewegen Sie dann das Becken um 6-12 Millimeter auf und ab. Lockern Sie die Pomuskeln, und setzen Sie sich sanft wieder auf die Fersen.

HINWEIS: Mit zunehmender Übung können Sie Ihr Becken immer weiter kippen und den Körper dabei komplett entspannen!

Achtung

- Machen Sie kein Hohlkreuz, und strecken Sie den Bauch nicht heraus.
- Den Kopf nicht zurückfallen lassen.
- Den Körper locker halten.
- Die Schultern nicht hochziehen, den Nacken nicht anspannen.

Wiederholungen

17. Tag	18. Tag	19. Tag	20. Tag	21. Tag	22. Tag	23.–30. Tag
10	**10**	**10**	**10**	**10**	**10**	**10**

Schenkeldruck innen

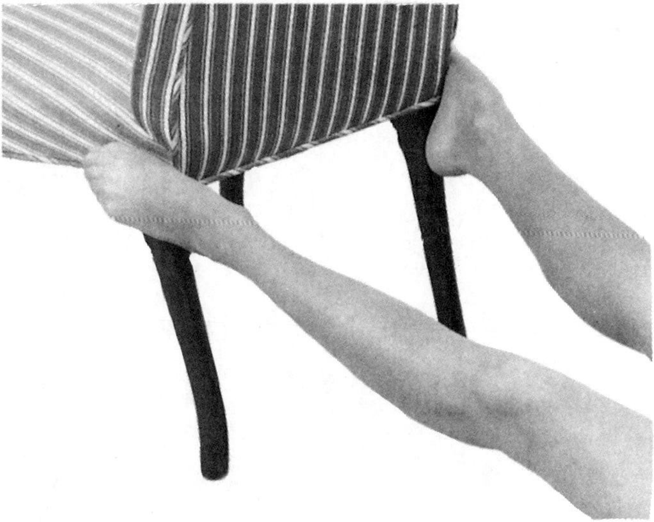

Ausführung

- Wie in der dritten Phase (S. 96). Setzen Sie die Beine jedesmal 3-4 Zentimeter höher an, bis Sie eine Höhe von 15-20 Zentimetern erreicht haben!

Achtung

- Nicht pressen und dann nachlassen, sondern den Druck halten.
- Nicht in den Schultern verkrampfen.
- Die Knie nicht blockieren.

Wiederholungen

17. Tag	18. Tag	19. Tag	20. Tag	21. Tag	22. Tag	23.–30. Tag
75	**75**	**75**	**100**	**100**	**100**	**100**